해인의 진실

우주의 근본도리와 세상 이름을 알려주시고
영적 각성을 통해서 영적 해방을 이루며
제3의 인류로 거듭나게 되기를 염원하며
○계의 모좌로 드신
'한울 김준원 큰스승님'께 이 책을 바칩니다.

집착과 무지에서 깨어나
'참'으로 '하나'가 되려는 분들에게
이 책이 도움이 되기를 소망합니다.

無見의 '참'을 찾는 수행기
해인의 진실

무견 김상국 지음

여의

개정판을 내면서 | 삶은 '참'을 깨워내는 것

우리 인류는 역사상 유례가 없는 물질적 풍요를 누리며 살고 있지만 정신적 황폐함은 나날이 심각해지고 있습니다.

이에 한울 김준원 큰스승님께서는 인류가 영적 무지로 인해 제3인류로 대도약할 기회를 잃고 자멸할 것을 크게 우려하시며, 세상제도와 영적 각성을 위한 지도에 심혈을 기울이셨습니다.

큰스승님께서는 이렇게 말씀하셨습니다.

"우리 인류는 영적 대혁명의 시대에 살고 있습니다. 지금이야말로 영혼의 감옥에서 탈출해 영적 대해방을 맞이해야 할 때입니다. 각자 내재되어 있는 우주지성을 깨워내서 우주의 최고선最高善인 영적 진화를 이루어 제3인류로 대도약을 이루어내야만 합니다."

2004년 10월, 세상을 위해 그토록 애쓰시던 큰스승님께서는 '세상제도世上濟度'를 마무리하시고 ○계의 모좌에 드셨습니다.

저는 20여 년 간 큰스승님의 각별한 은혜와 사랑을 받으며 영적 각성과 진화를 위한 지도를 받아왔습니다. 무지하고 어리석은 제가 스승님의 큰 가르침을 받을 수 있었던 것은 다시없는 행운이었습니다. 저는 인류 역사에 큰 족적을 남기신 큰스승님과 함께 하면서 가히 상상조차 할 수 없는 많은 체험들을 했습니다.

이 책은 큰스승님께서 직접 보여주시고 일러주신 큰 가르침을 정리했습니다. 큰스승님께서 인류애로 행하신 세상제도와 가르침을 이 한 권으로 모두 전할 수는 없겠지만 함께 나누고 싶은 마음으로 용기를 냈습니다.

2007년에 초판이 나왔으니 어느덧 10년이 훌쩍 넘었습니다.
쉽게 접할 수 없는 내용임에도 책을 찾는 분들이 많아 완판된 지 여러 해가 지났으나 차일피일 미루다 개정판을 이제야 내게 되었습니다.

원고를 정리하며 다시 한번 지난 삶을 돌아보니 '참을 찾기 위해 열심히 살아왔구나.'라는 생각이 듭니다. 제게 무슨 행운이 있어 '한울 김준원 큰스승님'을 뵙게 되어 더없는 사랑과 아낌없는 가르침으로 이 같은 수행을 할 수 있었는지 생각할수록 감사한 마음 가눌 길이 없습니다.

그간 많은 분께서 『해인의 진실』에 깊은 관심을 가져 주셨습니다. 그중에는 이 책을 통한 만남으로 수행의 길에 들어서서 열심히 공부하고 계신 분들도 여러분 있습니다. 이런 인연을 만들어준 『해인의 진실』이 새삼 의미 있게 다가옵니다.

『해인의 진실』은 제가 걸어온 '참을 찾는 수행기'입니다.
풍랑이 거센 바다에서 바늘 하나를 찾는 심정으로 시작한 수행이 어느덧 30년 하고도 수년이 흘렀습니다.

해인海印은 바다가 일으키는 파도라 할 수 있습니다. 우리의 삶 또한 바다에서 일어나는 파도와 같습니다. 바다는 늘 그렇게 있습니다. 파도는 아무리 높아도 이내 바닷속으로 스러지고 맙니다.

우리는 바다가 되어야 합니다. 하지만 파도가 없는 바다가 되어서는 안 됩니다. 파도가 없는 죽은 바다가 아니라 끊임없이 파도를 일으키는 살아있는 바다가 되어야 합니다.
바다와 파도는 본래 둘이 아닙니다. 본래 하나인데 둘이라고 생각할 뿐입니다.
수행은 저 건너 어딘가에 있는 영원한 세계를 찾아 떠나는 것이 아닙니다. 우리는 이 세상 속에서 이 자체로 영원할 수 있어야 합니다. 이것이야말로 진정한 해인입니다.

해인의 진실을 찾는 것은 잠들어 있는 '참'을 찾는 여정이며, 진정한 '나'를 찾는 행로라고 할 수 있습니다.
'참나'는 이미 내 속에 더불어 함께하고 있습니다.
'참나'는 더없이 아름답고 고귀하며 성스럽습니다.
내재해 있는 '참나'를 깨워내어 그와 온전히 하나가 될 때, 우리는 비로소 존재의 진정한 의미를 깨달아 영원의 꽃을 피우게 될 것입니다.

『해인의 진실』이 여러분 속에 있는 영원의 꽃을 피우는 불씨가 되기를 바랍니다.

본 개정판에서는
첫째, 초판의 오탈자를 교정했고,
둘째, 설명이 필요한 부분을 보완했으며,
셋째, 일부 내용을 추가했고,
넷째, 사진과 그림을 컬러로 교체했으며,
다섯째, 실명을 쓰는 것이 적합하지 않은 경우는 ○으로 표기했고,
여섯째, 년도는 초판이 나온 2007년을 기준으로 했습니다.

이 책이 나오기까지 많은 분들이 애써주셨습니다.

도문 고종일님, 도정 김경욱님, 도봉 조주연님, 도제스님, 송은영님, 심정은님, 정현옥님, 김애경님, 장지원님 등 한울제도회 출판위원 여러분께 감사드립니다. 그리고 큰스승님의 법문집 『한울, 세상을 열다』에 이어서 이번에도 애써주신 '더레이아웃' 대표 이정인님께 감사드립니다. 또한, 2007년에 수행기를 내고자 할 때 많은 조언과 격려를 해주신 『해인의 비밀』 저자 최현규님과 도반 한순상님께 다시 한 번 감사드립니다.

애써주신 분들의 진심어린 마음은 이 책을 통해 참을 찾는 분들의 마음속에 함께 할 것입니다.

2018년 4월 16일
觀無見 김상국

추천사

법륜의 역할을 기대합니다

가도 가도 끝이 없는 길이 있습니다.
언제 시작되었는지 언제 끝나는지 아무도 모릅니다.
그 길을 간다는 것은 어쩌면 형극일지도 모릅니다. 그만큼 외롭고 처절하기 때문입니다. 누가 알아주는 것도 아닙니다. 누가 시켜서도 아닙니다. 그저 가야할 길이기에 가는 것이라고 합니다.
어떤 분들은 그 길을 구도자의 길이라 부릅니다만 그 길을 묵묵히 쉼 없이 가고자 하는 분들을 보면 저절로 고개가 숙여집니다.

무견 선생님이 바로 그런 분입니다.

어느 날이었던가 선생님을 처음 뵙던 날이 생각납니다.
제가 물었지요. '무견'이 무슨 뜻이냐고요.
그 때 선생님께서 부드럽게 웃으시며 이렇게 말씀하셨지요.
"한자로는 없을 '무無', 볼 '견見'인데, 아무것도 볼 게 없는 사람이 라는 뜻입니다."
참 겸손하신 분도 다 있다 생각했었습니다.
'자기 자신을 가능한 한 자랑하고 뽐내고 광고하기 바쁜 이 시대에 저렇게 자신을 한없이 낮추는 분도 있구나.' 생각했습니다.

그때뿐이 아니었습니다. 언제 보아도 그 모습이 시종일관 한결 같으셨습니다. 어느 누굴 대할 때나 그 겸손은 마찬가지이셨고, 어떤 일에도 언제나 조용히 지켜봐주시고 기다려주시던 선생님이었습니다. 가슴 속에 담겨있던 그 웅대한 마음은 여전히 가리신 채 말입니다. 하지만 저는 조금은 알고 있었습니다. 언뜻언뜻 내비치셨던 수행의 경험들과 주변 지인들의 증언들을 통해 선생님의 깊이가 저 같은 범부凡夫로서는 가늠하기조차 어려울 정도라는 것을 말입니다.

이제 선생님의 구도 수행기가 나온다니 가슴이 설렙니다.
부디 이 한 권의 책이 같은 길을 가는, 혹은 가려는 많은 분들에게 하나의 수행 경험담으로서뿐만 아니라 밝은 길로 안내하는 지침으로서, 그리고 잘 보이지 않지만 분명 존재하는 아름다운 진리의 세계에 눈을 뜨게 하는 법륜法輪으로서의 역할을 기대합니다.

2007년 가을
『해인의 비밀』 저자 최현규

추천사

잃어버린 해인을 찾아서

지금부터 12년 전에 석탄일 특집으로 만들었던 다큐멘터리가 '해인을 찾아서'였습니다. 그 당시 해인의 실체를 따라잡기 위해 ENG 카메라 팀과 함께 전국의 명승 고찰을 헤매던 기억이 지금도 선합니다. 취재 과정 중에 여러 스님을 만날 수 있었는데, 그분들께서 주신 가르침은 아직도 소중한 자양분이 되어 제 마음속에 남아 있습니다. 하지만 촬영 막바지 무렵 '해인십바라밀도'를 전혀 다른 관점으로 해석해주신 큰스승님의 존재가 제게 더 큰 의미로 다가왔습니다. 큰스승님께서 해동 화엄종의 다양한 흔적들이 사실은 우주의 근원적 운동 궤적인 '회로'라는 사실을 설명해주셨을 때 저는 큰 충격을 받았습니다. 제도권의 묵시적 관행상 방송을 낼 수는 없었지만 가슴을 때리는 울림이 그치지 않았습니다.

그때부터 시작된 큰스승님과의 인연은 1997년에 제자들과 함께 IMF 환란 극복을 위해 한국 최초로 '금모으기 운동'을 시작하신다는 내용을 취재하면서 계속되었습니다. '야, 이거 무슨 도사들인 줄로 알았는데, 이 양반들이 가지고 있는 경제적인 식견과 국제적인 안목이 남다르구나!'라는 생각은 그때 처음으로 해보았습니다. 그 이후로 관심을 가지고 관련 텍스트를 검토해보니 이 '회로'라는 것이 단순히 신비적인 종교의 세계이거나 어떤 초월적 경계라기보다는 고도의 논리 체계를 가진 신학문의 산 증거라는 생각이 들기 시작했습니다.

그로부터 세월은 흘러 큰스승님께서는 화천化天하셨고, 이번에 큰스승님께서 아끼시던 무견 김상국 선생님이 그간 공부해 오신 과정을 책으로 내시게 되었다는 소식을 듣게 되었습니다. 그래서 호기심이 발동해 그 책 제목이 무엇인지 여쭈었더니 '해인의 진실'이라는 것이었습니다. 그 이야기를 듣고 보니 감회가 남달랐습니다. '해인에 대한 궁금증으로 시작된 취재가 여기까지 이어지는구나.'라는 생각이 들었기 때문입니다.

무견 선생님과의 추억은 취재 과정에서 여러 번 있었지만 묘하게도 별밤에 얽힌 이야기가 기억에 남습니다. 한 번은 부산에 있는 방송국에서 일하던 당시에 해운대 호텔 옥상에서 유성우를 바라보던 밤이었고, 다른 한 번은 경제 방송으로 자리를 옮긴 후 화톳불이 불타고 있던 용인 고기리 마당에서 별을 보며 이야기를 나누었던 밤입니다. 나지막한 목소리로 혼잣말하듯 내던 그 목소리는 구체적인 내용보다는 고요함과 섬세함으로 한 편의 영화처럼 제 가슴속에 살아 있습니다.

이번에 나온 『해인의 진실』은 스승에 대한 그리움과 감사함, 그리고 스승의 뜻을 이어 짐 진 자의 고뇌가 서려 있는 책입니다. 저는 이 책을 보면서 그동안 보았던 저자의 외면이 지극히 피상적이었다는 사실을 알게 되었습니다. 동시에 저자의 내면에 용솟음치고 있는 화산과 같은 에너지가 단순히 타고난 재능이 아니라 치열한 자신과의 싸움 끝에 도달한 값진 열매라는 사실도 알게 되었습니다.

저에게 이 책은 두 가지 측면에서 크게 다가옵니다.

첫째는 글로벌 경쟁 속에서 점점 물질에 종속되어 가는 인간의 문명이 다른 차원으로 도약할 수 있는 대안의 사상이 녹아있다는 부분입니다. 유물론과 유심론의 경계, 유일신론과 무신론의 경계, 좌파와 우파의 경계를 초극하는 대안의 사상이 제시되지 않고서는 전쟁과 기아, 환경 파괴와 기후 변화, 양극화와 소외에 시달리는 인류가 현재 직면하고 있는 위기를 극복할 수 있는 지혜를 찾아내기는 힘들다고 보입니다. 부디 이 책이 대안의 길을 모색하셨던 큰스승님의 사상을 좀 더 쉽고 친숙하게 독자들에게 전달해주기를 기대합니다.

두 번째는 스스로를 보잘것없다고 생각하던 한 인간이 스승의 가르침을 통해 주인 됨을 각성하고, 어떻게 우주적 실체와 하나 된 존재로 성장해갔는가를 가감 없이 보여줌으로써 '누구나 그리 될 수 있다.'라는 가능성을 확인시켜주고 있다는 사실입니다. 저는 이 부분이 참 기쁘게 다가옵니다. 그동안 깨달음의 세계나 진리에 대한 추구는 암호와도 같은 선문답이나, 기적의 체현과 같은 막연한 환상 속에 가려지는 측면이 없지 않았던 것 같습니다. 하지만 저자는 눈으로 확인되고, 개념적으로 이해할 수 있으며, 결과가 검증되는 깨달음의 세계를 보여줍니다. 이것이야말로 이 책이 다른 여타 수행기와 구분되는 가장 큰 대목이라고 생각됩니다. 따라서 이 책은 그 동안 진리의 세계에 목말라하던 분들에게 좀 더 구체적인 방법론을 제시해줄 것입니다.

저는 그동안 취재를 하면서 무견 선생님이 양복 입은 모습을 거의 본 적이 없습니다. 또한 저자는 남들 앞에 서는 것을 별로 선호하는 스타일도 아닙니다. 소탈한 서민의 모습인 저자가 출판을 결심하게 된 동기 중 가장 큰 것은 아무래도 스승에 대한 그리움 같습니다. 그 말 못할 그리움이 우주적 실체에 닿는 동아줄로 세상에 드러나고 있는 것은 아닐는지요. 스승님과 법담을 나누던 시간보다 포장마차에서 질박한 안주로 정담을 나누던 그 시간이 더욱 가슴에 사무친다는 저자의 이 책이 부디 가난한 영혼들을 따스하게 감싸주는 모닥불이 되어주기를 빕니다.

무견 선생님 마음 내주셔서 감사합니다.
그런데 밥벌이에 날 저무는 저도 가능한 거지요?

2007년 어느 날, 해인을 생각하며
한순상 H경제TV 책임PD

차례 |

개정판을 내면서 | 삶은 '참'을 깨워내는 것
추천사 | 법륜의 역할을 기대합니다   8
추천사 | 잃어버린 해인을 찾아서   10

제1부 | 수행의 길로
  1. 인생의 전환점   21
  2. 왜 하늘을 가리려 합니까?   31
  3. ○계 우리무술字理武術   39
  4. 인간이라는 자각으로 법열에 젖다   53
  5. 두려움 속으로   61
  6. ○계좌를 득하라   65
  7. 좌제도를 하다   71
  8. 제도의 세계   81
  9. 비품의 세계   91
  10. 통 속에서 세상을 주무르다   111
  11. 모든 것이 회로로 보이다   119
  12. 무견無見이라는 주계좌명을 받다   123
  13. 이것이 진정한 화엄의 세계이다   129

제2부 | 氣운영과 세상제도

1. 氣운영과 세상제도   137
2. 중국 천안문 사태 氣조종   145
3. 걸프전을 종전終戰 시키시오   153
4. 태풍을 마음대로   159
5. 화기 제압을 위한 화산 氣운영   165
6. 바람의 방향을 바꿔보시오   171
7. 가오도의 춤추는 미역   179

제3부 | 수행 중에서

1. 눈에 보이지 않는 또 다른 세계   187
2. 우리도인술字理導引術   197
3. 우주○아이   217
4. 인도, 그리고 티베트에서   225
5. 자화사리磁化舍利 봉안법   235
6. 세상정화를 위한 영혼제도   245
7. 스승님, 모좌에 드시다   253

제4부 | 다시 세상 속으로

1. 성멸性滅과 오통悟通   263
2. 전생업장 소멸제도   273
3. 본영조정과 모좌조정   283
4. 기본조정 제도   297
5. 인체 기맥 제도   301
6. 생명장生命場, 그 오묘한 세계   307
7. 영적 진화의 길   325

후기 | 참으로 '하나'되어   330
부록 | 氣를 직접 체험 하세요   336

1

수행의 길로

1985년, 한울 김준원 큰스승님을 뵙고 수도의 길로 들어섰다.
각고의 수행 끝에 '나' 속에 숨겨져 있고,
가려져 있고, 잠들어 있던 '하나'를 발견했다.

인생의 전환점

참된 삶을 위해서
우리는 우주근원에 대한 자각과 함께
우주질서와 그 운행의 도리를 깨달아
실천해가야 합니다.

1

인생의 전환점

 인생을 살아가다 보면 삶의 방향을 일순간에 바꿀만한 강렬한 충격을 경험할 때가 있다. 우연히 읽게 된 책의 한 구절에서 커다란 감명을 받아 그것을 일생의 좌표로 삼기도 하고, 때로는 어떤 사람과의 만남을 계기로 모든 것을 버리고 새로운 가치관을 좇아 일생을 걸기도 한다.

 2,500여 년 전, 각성자 붓다가 설법을 행했을 때, 왕족에서 평민과 노예에 이르기까지 수많은 사람들이 자신의 삶을 버리고 붓다를 따라 수행의 길로 들었으며, 2,000여 년 전 예수가 나타났을 때도 그러했다.
 "너희는 고기를 낚는 어부가 되지 말고 사람을 낚는 어부가 되라."는 예수의 말씀에 베드로를 비롯한 네 어부는 그 즉시 생업을 내려놓고 예수를 따라갔던 것이다.
 나 또한 젊은 시절, 한울 김준원 큰스승님을 처음 뵈었을 때 그와 같은 감동적인 충격을 받았다. 1985년, 내가 부산에서 무술관을 열어 무술지도를 하던 시절, 큰스승님과의 감동적인 만남은 나의 삶을 바꿔놓았으며 나는 지금까지도 흔들림 없이 한길을 걷고 있다. 스승님을 모시고 공부하는 동안 내면에서는 영적 폭발이 수없이 일어났으며, 또한 하나의 의지에 의해 세상의 역사가 새롭게 쓰여지는 것을 수없이 확인했다. 이러한 내 수행의 여정을 감히 이렇게 글로 옮기는 것은 내가 경험한 것을 보다 많은 분들과 함께 공유하기를 바라는 마음에서이다. 지금부터 하려는 이야기는 조금의 거짓이나 과장이 없는, 있는 그대로의 나의 경험담이다.

어린 시절, 나는 두 가지에 심취했는데 하나는 위인전을 읽는 것이었고, 다른 하나는 무술 수련을 하는 것이었다.

나는 경북 상주의 시골 농가에서 태어나 흙 속에 뒹굴며 놀다가 일곱 살 때 부모님을 따라 경기도 양주로 올라왔다. 국민학교에 들어가자 친구들은 경상도 사투리를 심하게 쓰는 나를 놀려댔다. 그 때문에 나는 친구들과 어울리기보다는 학교 도서관을 찾곤 했다. 도서관에 많은 책이 있었던 것은 아니지만 그래도 위인전만큼은 꽤 많이 비치되어 있었다. 웬일인지 나는 위인전에 끌리기 시작했다. 집에서 학교까지는 십 리가 넘는 길이었는데, 도서관에서 빌린 위인전을 집에 도착할 때까지 읽으면서 걸었다. 집에 가면 농사일을 도와야 했기 때문에 길을 가면서 책을 읽을 수밖에 없었다. 그 시절 나는 위인전을 읽는 그 순간이 가장 행복했다.

붓다, 예수, 공자, 노자, 마호메트, 소크라테스는 물론이며 세종

대왕, 이순신 장군, 원효와 의상대사, 김구 선생, 윤봉길 의사를 비롯해서 피타고라스, 에디슨, 아인슈타인, 슈바이처…… 모두가 존경의 대상이요, 닮고 싶은 표상이었다.

위인전을 읽을수록 점점 그들을 닮고 싶어졌으며 나 역시 그러한 위인이 되고 싶었다. 그 속에서 나는 서서히 위인전의 주인공이 되어 갔다. 진리를 증득하기 위해 각고의 수행을 하는 싯다르타가 되고, 열정으로 진리를 실천하는 예수가 되었으며, 풍전등화의 국난을 맞아서 온 몸과 마음을 다해서 나라를 구한 이순신이 되었다. 그때부터 내게는 어떤 일에 직면했을 때 나의 판단이나 결정에 앞서 그분들의 입장에서 생각해보는 버릇이 생겼다.

'지금 이 상황에서 붓다라면 어떻게 바라보고 어떻게 생각할까?' 이런 버릇은 사물을 판단하고 이해하는 데 상당히 긍정적인 역할을 했다. 그렇게도 위인이 되고 싶었지만 현실의 나는 자질이 너무나도 부족하다고 느꼈다. 그래서 훌륭한 스승을 만나기를 소망하였다.

한편, 무술은 나를 이끌어준 또 다른 스승이라고 할 수 있다.

나는 어릴 때부터 무술을 좋아했다. 무슨 특별한 동기나 이유가 있었던 것은 아니었다. 누구처럼 남과 싸우다가 얻어맞아서 그를 이겨보려고 오기로 시작했던 것도 아니었고, 천하제일의 무술인이 되고자 한 것도 아니었다. 그저 무술이 좋았고 내가 당연히 해야 하는 것으로 생각되었다.

국민학교 5학년 때, 역도 선수였던 둘째 형님을 따라 아직 여물지도 않은 몸으로 역기를 들곤 했다. 서울로 올라가 중학교에 입학하면서부터 본격적으로 시작한 무술 수련이 왜 그렇게 재미가 있었던지, 침식을 잊을 정도로 무술 수련에 깊이 빠져들었다. 생각해 보면 이는 아마도 영적 수도의 바탕을 닦기 위한 자아의 이끌림이 아니었던가 싶다.

 수련이 깊어질수록 세상에 대한 두려움은 점차 자신감으로 바뀌어 갔다. 합기도를 시작으로 화랑도, 선법무술, 검술 등을 거쳐 중국무술에 이르기까지 여러 무술을 섭렵하였다. 점차 무술은 나의 삶이 되어갔고, 나는 평생 무술인으로 살아가리라 다짐했다.

 그리하여 1980년에 부산에서 중국무술도장을 설립하여 제자들을 지도하는 한편 스스로의 수련에도 매일매일 혼신을 다했다.

 그러나 어느 때부터인가 커다란 벽에 가로막힌 듯 한계를 느끼기 시작했다. 물론 무술의 세계에는 무한한 경지가 있음을 모르는 바는 아니었으나 당시의 나로서는 더 이상 앞이 보이지 않았다. 앞길을 제시해 줄 스승이 없는 것이 너무도 안타까웠다. 이러한 갈망은 단지 무술에 대한 것만은 아니었다. 삶에 대한 본질적인 문제 제기였다. 나는 막연하게나마 올바르고 가치있는 삶을 살고 싶었다. 우주에 대한, 인간의 본질에 대한, 진리에 대한 갈증이 점점 거세지고 있었던 것이다. 이 책 저 책 읽어봐도 별 도움이 되지 않았다.

 나는 스승을 찾기 시작했다. 참된 스승을 만나게 되면 모든 것이 해결되리라 생각했다. 수소문 끝에 몇 분의 스승들을 만나게 되었다. 기인이라 불릴 만한 분도 있었고, 무술의 대가도 있었다. 하지만 그 분들에게서 가르침을 받다 보면 이내 실망하지 않을 수 없었다. 기대가 지나쳤던 탓일까? 삶에 대한 갈증이 조금도 해소되지 않았을 뿐더러 그들은 스승으로서의 기량도 도량도 많이 부족했다.

그러던 1985년 어느 날, 나에게 무술을 배우고 있던 김일○이 선뜻 믿기 어려운 이야기를 했다.

"대구에 기氣를 써서 하늘과 땅을 자유자재로 움직이는 대단한 스승님이 계신답니다. 우리 형님이 지금 그 분께 공부를 하고 있어요."

그의 말은 그 스승이 구름을 가른다는 둥, 비를 내리게 한다는 둥 보통 사람으로서는 이해할 수 없는, 어찌 보면 허무맹랑한 것들이었으나 어쩐지 나는 강렬한 호기심을 느꼈다.

"그 스승님이란 분을 어떻게 하면 뵐 수 있을까요?"

"글쎄요, 제가 그 스승님을 직접 아는 것은 아니니까 우선은 우리 형님을 소개해 드리지요."

나는 곧바로 울산에 거주하고 있던 그의 형인 김희○님을 찾아가 공부를 하고 싶다는 의사를 밝혔다. 그는 쾌히 승낙했다. 그리하여 일주일에 두 번씩 부산에서 울산을 오가며 공부를 안내받았.

공부 과제는 두 가지였다. 하나는 그 스승님이 깊은 명상 중에 자동기술自動記述로 쓰셨다는 『계시록』을 읽는 것이고, 또 하나는 자동동작自動動作이라는 것을 하는 것이었다.

자동기술이란 우주의 근원과 깊이 감응한 상태에서 자동으로 쓰게 되는 글이나 부호를 말하며, 자동동작은 氣의 흐름을 타고 신체가 저절로 움직여지는 동작을 말한다.

과제를 받아든 나는 처음부터 난관에 부딪쳤다. 영적인 언어로 표현된 계시록은 무슨 말인지 도통 알 수가 없었고, 자동동작은 아예 움직임 자체가 일어나지 않았다. 그러니 氣의 흐름을 탄다는 말이 도대체 이해가 되지 않았다. 그래도 실망하지 않고 계속 노력하며 스승님을 직접 뵐 날을 기다렸다.

그렇게 두어 달을 기다리던 중 마침내 그때가 왔다. 김희○님이 운영하던 한약건재상인 '감초당'으로 찾아갔을 때였다. 말씀으로만 들었던 스승님을 그곳에서 비로소 처음 뵙게 된 것이다.
"부산에서 무술을 지도하고 있는 김상국입니다. 스승님을 많이 뵙고 싶었습니다."
인사를 올리자 스승님께서는 깊은 눈빛으로 바라보셨다.
스승님의 외양은 그다지 특별해 보이지 않았다. 중간 정도의 키에 40대 초반의 스승님은 수수한 평상복 차림이었다. 그러나 눈빛만은 너무도 맑고 깊어서 이 세상을 다 재고 다 담을 수 있을 것 같았고, 알 수 없는 기운과 위엄은 은연중에 좌중을 압도하고 있었다.
순간 나는 알아차릴 수 있었다.
'아, 이분이야말로 내가 어릴 때부터 그토록 뵙기를 갈망하던 분이구나.'
가슴 저 깊은 곳에서는 커다란 파문이 일어났다. 오랫동안 기다려온 필연적인 인연을 만났다는 가슴 떨림이었다.

저녁이 되어 김희○님을 비롯한 일행은 스승님을 모시고 '옥강정'이라는 곳으로 갔다. 옥강정은 김희○님의 의형제인 오세○님의 문중 재실인데, 스승님의 가르침에 감복해 공부터로 내놓은 곳이었다. 옥강정에는 스승님께서 오신다는 기별을 들은 김기원, 오세○, 이용○ 등과 독일에서 온 외국인 제자 등이 먼저 도착해 우리를 기다리고 있었다.

문득 대청으로 오르시던 스승님께서 내게 말씀하셨다.

"제자는 스승에게 삼배三拜를 하는 것입니다."

그러고는 방으로 들어가서 좌정하셨다. 나는 바로 이분이라는 것을 확신하고 있었던지라 추호의 망설임 없이 제자로서 스승을 모시는 첫 예를 올렸다.

그날 밤 스승님께서는 밤을 지새워가며 법문을 해주셨다.

스승님께서는 우주궁극의 진리를 알기 쉽게 말씀해 주셨다. 우주의 근원인 'O (영이라고 읽음)'과 그의 작용력인 '氣', 그리고 '생명의 본질' 등에 관한 말씀이었는데, 단언컨대 그것은 그때까지 단 한 번도 들어보지 못한 깊고 오묘한 말씀이었다. 듣고 있는 내내 장대한 우주의 파노라마를 펼쳐보는 것과 같이 경이로워서 가슴속까지 통쾌했다.

우주의 근원과 본질을 설하시는 스승님의 말씀은 거침이 없었다.

"삶이란 모든 것에 의미를 부여하고 찾아내는 것입니다. 죽어 있고 잠들어 있는 모든 존재의 의미를 찾아내고 그것을 도리에 맞게 쓸 수 있도록 하는 것, 그것이 우주적 방생이며 참된 삶입니다. 참된 삶을 위해서 우리는 우주근원에 대한 자각과 함께 우주질서와 그 운행의 도리를 깨달아 실천해가야 합니다.

그런데 무한하게 펼쳐진 외부세계의 우주만상을 하나하나 파악해 나가는 것은 불가능합니다. 그것은 우리 인간이 갖는 어쩔 수 없는 제한성 때문입니다. 그러므로 수많은 개체의 다양성 속에서 그 전체를 관통하고 있는 우주적 통일성을 찾아내지 않으면 안 됩니다. 그것을 바탕으로 삼는다면 모든 사물과 통하게 되고 우주를 이해하고 깨달을 수 있습니다.

그렇다면 우주만상을 관통하고 있는 것, 우주만물의 근원이며 모든 것의 씨앗이 되는 궁극의 본질은 과연 무엇일까요? 노자는 이것을 일러 '도道'라 했고, 붓다는 '공空'이라 했으며, 예수는 '하나님'이라 했는데, 우주만물을 관통하는 하나의 통일성, 나는 이것을 'O'이라고 합니다."

스승님께서는 당신의 공부를 '유O론적 각성법'이라고 소개하셨다.

"모든 생명체는 태어나는 순간 이미 자신의 생명을 지키는 요령과 자기가 살아갈 방법을 터득하고 있습니다. 대자연과 인간은 존재 자체만으로 이미 엄청난 지혜를 가지고 출발합니다. 이것이 바로 우주의 원형입니다. 이미 짜여진 길 즉, 원형이 있기 때문에 깨달은 자가 나올 수 있는 것입니다.

진리를 추구하는 바른 방법은 숱한 지식과 다양한 정보를 쌓아가는 것이 아니라, 자기 안에 비밀스럽게 잠겨 있는 것들을 발견하고 스스로 일깨워가는 것입니다. 그것은 나에게 쌓여있는 여러 가지 허물과 때를 다 벗길 때 가능한 것입니다.

결국 궁극을 추구한다는 것은 자신의 무지無知와 무명無明에서 깨어나 '참나'를 찾아가는 과정이라 할 수 있습니다. 우리는 스스로 눈을 떠서 자신의 본질을 깨달아가야 합니다. 이를 위해서는 우주의 근원인

○에 대한 각성이 있어야 하며, ○의 작용력인 氣를 터득하고 운영할 수 있어야 합니다. 우주의 근원은 ○으로부터 비롯되었기 때문입니다. 이렇듯 생명에 대한 바른 이해로 영혼을 해방시킨 이후에는 깨달은 지혜와 힘을 세상을 위해 바르게 써야 합니다."

장강대하長江大河와 같은 말씀을 거침없이 토해내신 스승님께서는 자상하신 눈길로 나를 바라보셨다. 나는 감격하여 진심으로 감사의 말씀을 드렸다. 말씀을 다 이해하긴 어려웠지만 그토록 찾아 헤매던 스승을 만나 뵙고 제자가 되었다는 감격에 희열이 솟구쳤다. 스승님은 그때까지 내가 봐왔던 다른 분들과는 전혀 차원이 달랐다. 나는 비로소 진정한 스승을 만나게 되었음을 다시 한 번 확신했다.

왜 하늘을
가리려 합니까?

"우산을 접으세요.
왜 하늘을 가리려 합니까?
내가 진실로 하늘과 통하면
하늘도 내 뜻을 따라줍니다."

2

왜 하늘을 가리려 합니까?

　스승님과의 가슴 벅찬 첫 만남, 그 이튿날은 평생 잊을 수 없는 날이다. 그때의 충격과 감격이 오늘의 나를 있게 했다고 해도 과언이 아니다.
　밤이 깊어가는 줄도 모르고 스승님의 법문에 취해 있던 우리 일행은 다음날 아침 스승님을 모시고 양산 통도사에 갔다. 경내를 여기저기 둘러본 뒤 절을 나와 근처에 있는 식당에 가서 점심식사를 했다. 재미있는 이야기를 나누면서 식사를 마치고 나오자 비가 억수같이 쏟아지고 있었다.
　나는 승용차가 있는 주차장까지 스승님을 모시려고 마침 준비하고 있던 우산을 펴들었다. 그 순간 스승님께서는 뜻밖의 말씀을 하셨다.
　"우산을 접으세요. 왜 하늘을 가리려 합니까?"
　순간 그 의미를 이해할 수 없어 그저 스승님만 바라보았다.
　"자, 보세요. 내가 진실로 하늘과 통하면 하늘도 내 뜻을 따라줍니다."

스승님은 마치 봄 산을 구경하시는 듯 편안한 표정으로 양손을 들어 가볍게 동작을 시작하셨다.
아! 이 무슨 조화란 말인가!
스승님께서 동작을 시작하시자마자 억수같이 쏟아 붓던 비가 잦아들기 시작하더니 이내 멈추어버리는 것이 아닌가. 순간 나는 믿기지 않는 상황에 넋을 놓고 멍하니 서 있을 수밖에 없었다. 그러나 마음은 천둥이 몰아치듯 격동하고 있었다.

'이것이 어찌된 일인가?'
'이것이 어떻게 가능하단 말인가?'
'어떻게 이런 일이 일어날 수 있단 말인가?'

스승님께서는 내 마음을 알아차리신 듯 빙긋 웃으시며 입을 여셨다.
"사람들은 만물이 각각 독립된 개체로 존재한다고 생각하지만 사실은 모두 이어져 있습니다. 따라서 상대와 진실로 통하면 조종이 가능해집니다. 그것이 사람이든 미물이든 자연이든 모두 마찬가지입니다."
"……!……"
말씀을 이해 못하는 바는 아니었지만 전혀 다른 세상의 일인지라 도무지 실감이 나지 않았다.

대구로 돌아가시는 스승님을 배웅해드리고 집으로 돌아오는 길에 깊은 생각에 잠겼다. 내가 우산을 펴는 순간 스승님께서는 "왜 하늘을 가리려고 합니까?"라고 하셨다. 바람이 불면 피하고 비가 오면 우산을 쓰는 것은 너무나 당연한 일이며, 지금까지 여기에 특별히 의문을 제기 해본 적이 없었다. 그런데 스승님께서는 당연한 거기에 의문을 제기하고 제동을 거셨다. 또한 단순히 의문을 제기하는 것만이 아니라 당신의 뜻대로 조종까지 하셨던 것이다. 스승님께서는 대부분의 사람들이 별 의문 없이 순종하고 따르는 삶에 문제를 제기하셨던 것이다. 그리고 사물에 대한 깊은 이해와 통찰로 그것을 극복하고 다스리라 일깨워 주신 것이다.

이것이야말로 '말'과 '씀'이 하나가 되는 진정한 '말씀'이 아닌가! '말'이 의미이고 의지라면, '씀'은 행위이고 실천이다. 말이 말로서만 끝난다면 말장난에 지나지 않으며, 의미 없는 행위나 도리에 맞지 않는 행동은 오히려 탈만 일으킬 뿐이다. 세상에는 얼마나 많은 사람들이 말로 온갖 치장을 하고 있는가! 또한 의미 없는 행위와 도리에 어긋나는 짓을 하고 있는가! 진실로 말씀을 이루고 있는 자들이 얼마나 되는가! 나는 오늘 비로소 참된 '말씀'을 본 것이다. 이제야 진정 바른 법을 만났으며 애타게 찾던 바로 참 스승을 만난 것이다.

그날은 하루 종일 가슴을 진정시킬 수가 없었다. 옛날이야기, 신화에나 나올 법한 그런 일을 바로 코앞에서 목도하지 않았던가! 그날의 가슴 벅찬 감동은 내가 20년 동안 스승님을 모시고 공부하게 된 직접적인 계기가 되었다.

스승님을 뵙고 난 후, 법열에 들뜬 나는 공부에 더욱 박차를 가하였다. 그러나 별로 성과가 보이지 않았다. 무엇보다도 남들은 그렇게도 잘 되는 자동동작이 잘 일어나지 않았다. 은연중에 초조해졌다. '나는 이런 공부를 할 수 없는 체질이 아닌가?'하는 의구심마저 들었다.

그렇게 별다른 성과 없이 두 달여를 보낸 어느 날, 굳은 결심을 했다. 무술 수련을 마친 제자들이 모두 돌아간 도장에서 '오늘 자동동작이 일어나지 않으면 자리에서 일어나지 않으리라.' 마음먹고 자리를 잡았다.

한 시간 넘게 앉아서 집중하였으나 별다른 느낌이 없는데다 온몸이 쑤시고 아파오기 시작했다. 또다시 포기하고 싶은 충동을 참고 계속하고 있는데, 어느 순간 양손이 내 의지와 관계없이 마치 바닥에서 무엇인가가 밀어 올리는 듯, 자석이 끌어당기는 듯, 알 수 없는 어떤 힘에 이끌려 무중력 상태에서 떠다니듯이 움직이기 시작했다.

나는 아이처럼 기뻐했다. 자동동작이 일어난 것이다. 남들이 하는 것을 보았을 때는 그런가보다 했는데 막상 나 스스로 그것을 경험해 보니 정말로 신기했다. 내 의지가 아닌 것이 분명한데 저절로 양손이 움직였다.

'지금까지 나는 내 자신의 의지에 의해서 생각하고 행동해 왔는데, 지금 이것은 무엇이란 말인가?'

내 의식은 분명히 또렷하게 내가 하고 있는 모든 것을 한 순간도 놓치지 않고 지켜보고 있는데, 내 의식과는 전혀 무관하게 양손은 춤을 추듯 정해진 형(形)도 없이 자유자재로 움직이고 있었다. 그뿐만이 아니었다. 의식을 집중해 더 깊이 들어가자 이제 손뿐만 아니라 발, 허리, 머리 등 온몸이 氣의 흐름에 따라 움직여지고 호흡까지도 의지와 관계없이 저절로 되었다.

'이것을 도대체 어떻게 설명해야 하는가? 이 지구상에 있는 모든 것은 중력 때문에 모두 밑으로 떨어지게 되어있는데, 그와 무관하게 오히려 부풀어 오르듯 떠오르면서 모이고 흩어지며, 나아가고 물러서며, 뜨기도 하고 가라앉기도 하며, 휘고 꼬이고 비틀리는 이 운동은 도대체 무엇이란 말인가?' 머릿속에서 온갖 상념이 스쳐갔다.

 '불교에서 말하는 공空이라는 것이 이런 것일까? 산스크리트어로 공을 수냐(sunya)라고 하는데, 그것은 부풀어 오른다는 뜻을 갖고 있다. 내가 느끼고 있는 이것이야말로 팽창하듯 부풀어 오른다. 어찌 보면 텅 빈 것 같은데, 또 잘 느껴보면 풍선에 바람을 가득 채운 것처럼 팽팽하게 가득 차있지 않은가! 텅 빈 충만은 바로 이러한 것을 말하는 것이 아닌가!' 그리고 마침내 스승님의 법문이 이해되었다.
 '스승님께서 말씀하신 ○이란 바로 이런 것이구나!'
 마음이 벅차올랐다.

 최초로 氣를 체험한 그날 이후 자동동작은 언제 어느 때고 마음만 먹으면 되었다. 그때부터 마치 첫사랑에 빠진 듯 시간 가는 줄 모르고 그것에 열중했다. 어떨 때는 몇 시간이고 계속했으며 종종 꼬박 밤을 새기도 했다. 자동동작을 하면 할수록 체험의 형태도 다양해졌다. 양손이 움직이는 것은 물론 어깨와 허리, 몸통도 움직여졌다. 나중에는 눈동자까지도 氣의 흐름을 따라 움직여졌으며, 숨을 쉬는 것도 氣의 흐름에 따라서 자연스럽게 이루어졌다. 호흡의 숨결이 저절로 흐르고 맺히고 이어지고 끊어지며 계속되는데 너무도 절묘하고 신비로웠다.
 온몸에 힘이 넘치고 정신은 맑아지며 지금까지 전혀 느낄 수 없던 온갖 느낌들이 휘몰아쳐 왔다. 나는 정말 세상을 다 얻은 것처럼 기뻐하며 밤낮을 가리지 않고 수련에 열중했다. 여기에는 복잡한 이론이 필요 없다. 머리로 하는 공부가 아니기 때문이다. 직접 느끼고 체험하는 공부였다. 그것은 너무도 재미있고 신기했다.

○계 우리무술 宇理武術

싸 주면 적도 품 안에 잠드니
문을 활짝 열어 모두 품에 싸주라.
모든 문 열어서
모두 사랑으로 감싸주면
무술 중 최상의 무술이니라.

3

○계 우리무술 字理武術

찬바람이 옷깃을 여미게 하던 1986년 2월 어느 날, 스승님께서 내가 운영하는 무술도장을 찾아주셨다. 마침 많은 수련생들이 땀을 흘려가며 수련에 열중하고 있었다.

그 광경을 잠시 바라보고 계시던 스승님께서 물으셨다.

"김 관장, 내가 직접 지도해도 되겠어요?"

스승님께서도 젊은 시절 무술에 뜻이 있어 각종 무술에 통달하셨다는 것을 알고 있었기에 먼저 청하고 싶던 차였다.

나는 "그렇게 해주시면 감사하겠습니다."라고 말씀드렸다. 그러고는 내 제자 중 특히 공부에 관심을 두고 있던 윤연○, 김영○, 최봉○ 세 사람을 불러내어 스승님께 인사를 드리게 한 후 지도를 받게 했다. 무술을 직접 지도하고 있는 지도자의 입장에서 과연 스승님께서는 어떤 방법으로 지도를 하실지 참으로 기대되고 궁금했다.

그런데 스승님의 지도 방법은 참으로 특이했다. 스승님께서는 종이 위에 볼펜으로 둥근 원 같은 것을 그리기도 하시고, 또 알 수 없는 부호를 그리기도 하셨다. 그것은 이른바 '회로'라고 부르는 일종의 氣로 그려진 그림이었다.

　회로가 완성되자 스승님께서는 회로를 바닥에 놓고 무술 지도를 받을 세 사람에게 각각 회로를 밟고 서 있으라고 말씀하셨다.

　"지금부터 온몸으로 기운을 느끼면서 그 흐름을 자연스럽게 타고 가보세요."

　"......?......"

　나 역시도 선뜻 이해가 가지 않는 상황이었으니 지명된 세 사람은 더 말할 것도 없었을 것이다. 물론 그들은 회로에 대해서 전혀 모르는 상태였다. 그들은 당황해 잠시 머뭇거렸으나 이내 시키는 대로 각자 회로 위에 서서 눈을 감고 무언가 느껴보려고 노력했다.

　잠시 시간이 흘렀다.

　"아!"

　놀라운 일이 일어났다. 누가 먼저라고 할 것도 없이, 세 사람 모두의 양손이 마치 무중력 상태에서 떠오르듯 스르륵 움직이더니 느릿느릿 무술 동작들을 펼치기 시작했고, 곧 양발도 보법을 밟아 나가듯 움직이기 시작했다.

　스승님께서는 단 한마디 말씀도 하지 않으셨지만 세 사람은 각자 다른 무술 동작을 선보이기 시작했다. 처음에는 약간 어색하게 보이던 자세와 동작들이 시간이 지나면서 점차 안정되고 자연스럽게 변해갔다. 그렇게 10분 정도가 지나자 나아가고 물러서고 찌르고 차고 구르고 솟으면서 온갖 다양한 무술 동작들을 거의 완벽하게 시연해냈다.

이들은 이제까지 내가 지도해온 권법의 형과는 판이하게 달랐다. 정해진 형이 없으나 완벽하게 형을 구사하고 있었다. 맺고 끊고 이으며 흐르는 것이 너무도 자연스러워서 마치 수십 년을 수련한 무술의 고수처럼 능숙했다. 세 사람은 온 몸에 땀을 비오듯 흘리며 스스로 만들어내는 신기한 동작에 완전히 젖어들었다.

그렇게 약 30분 정도가 지났을까?

격렬하던 동작이 서서히 정돈되면서 세 사람은 자연스럽게 스승님께 다가가서 큰절을 올리는 것으로 모든 동작을 마무리했다.

세 사람은 스스로 했으면서도 도무지 믿기지 않는 눈치였다. 그러나 비록 이해는 못했지만 처음 경험하는 신비한 무술 체험에 솟아오르는 감동을 어찌할 바 몰라 했고, 나를 포함해 함께 관전하던 사람들도 처음 보는 광경에 한참 동안 할 말을 잊었다.

스승님께서는 빙긋이 웃으시면서 다음과 같이 말씀하셨다.

"사람은 저마다 기질氣質과 기상氣像과 기량氣量이 다릅니다. 그리고 모든 것은 끊임없이 변화하고 있습니다. 그러므로 모든 사람을 하나의 고정된 틀(본, 형)에 맞추려는 것은 옳지 않습니다. 틀은 틀마다 각자 다르기 때문에 모든 틀(몸)은 틀(형)에 맞게 잘 틀어주어야(운용해 주어야) 틀이 상하지 않고 튼튼해집니다. 무술도 이와 같습니다. 정해진 틀에 맞춰 수련하기보다는 자신의 기질에 따라 수련을 하는 것이 좋습니다. 우리가 굳이 틀을 짜지 않아도 우리의 내면에는 무한한 가능성과 능력이 있으니 이것을 일깨워 바르게 이해하고 바르게 쓰게 되면 무술로써 큰 깨달음에 이를 수도 있습니다."

기존의 무술에 대한 생각을 송두리째 바꿔놓은 스승님의 말씀이었다. 일반적으로 무술은 정해진 틀(형)을 연마하는 것이라고 할 수 있는데, 스승님께서는 기존의 무술에 대한 개념을 근본적인 차원에서 꿰뚫어 보고 말씀하신 것이었다.

스승님의 말씀에 모두들 고개를 끄덕이기는 했지만 그 참된 의미를 깨닫기까지 오랜 시간이 걸렸다. 그날의 감동은 눈에 보이는 세계와 보이지 않는 세계의 관계에 대해 깊이 생각하게 하는 촉발제가 되었다.

몇 달 후, 스승의 날을 맞아 대구에 계시는 스승님을 찾아뵈었다.
인사를 드리고 자리에 앉자 스승님께서는 곱게 접어놓은 화선지를 내미셨다.

"이것은 내가 김 관장에게 주려고 준비했는데, 앞으로 깊이 연구해서 세상 사람들에게 도움을 줄 수 있으면 좋겠습니다."

펴보니 전지 크기의 화선지 가득히 빽빽하게 도형과 글이 적혀 있었다. 그 첫머리에는 '○계 우리무술 표'라는 제목이 쓰여 있었다.

그 표에는 어떤 자세로 서야 하는지를 가르치는 '몸 세우기'에서 시작해서 '몸 옮기기', '몸 가누기', '몸 다루기', '몸 쓰기'의 과정이 설명되어 있었으며, 나아가 '자리쓰기', '덧쓰기', '머리쓰기', '용쓰기', '氣쓰기', '마음다루기', '참사랑하기'를 통하여 우주근원과 하나가 될 수 있는 전 과정이 참으로 간단명료하게 나타나 있었다.

또한, 우주의 근원이요 본질인 ○이 스스로 분화와 변화를 계속해 몸을 이루어가는 일련의 과정이 회로들을 통해 설명되어 있었다.

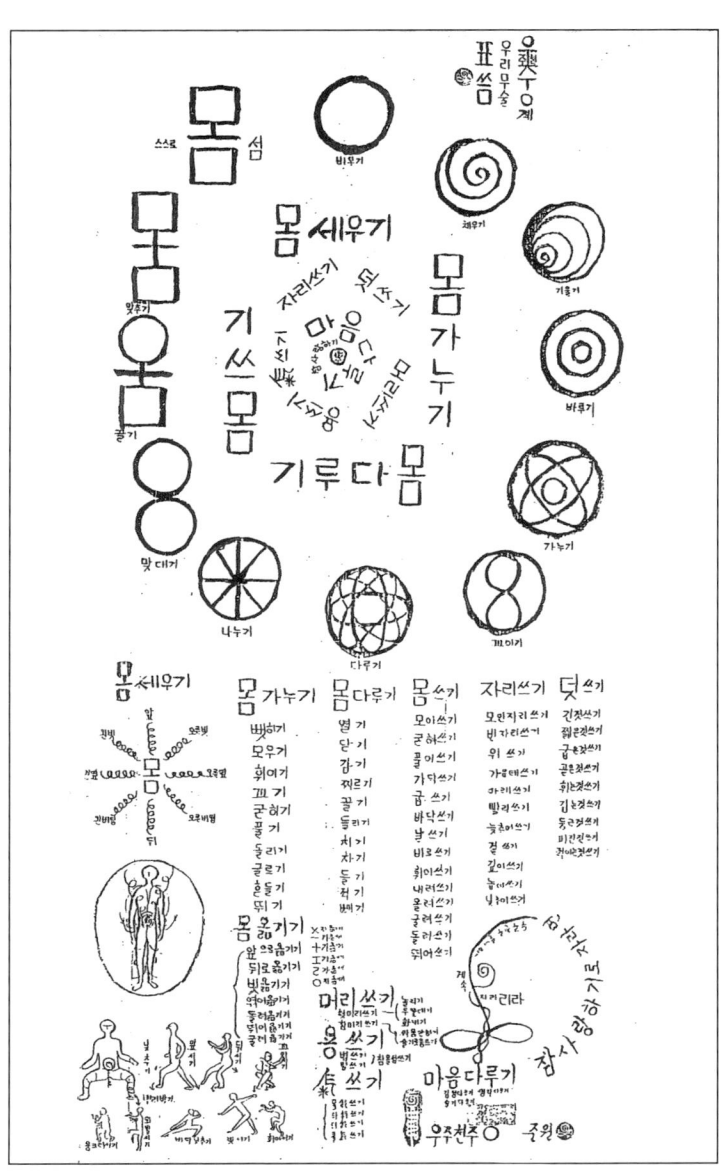

○계 우리무술 표

제1부 수행의 길로

스승님께서는 이 한 장의 표를 통해 이 세상에서 가장 완벽한 무술을 가장 쉽고 명확하게 설명하고 계신 것이었다. 지금까지 세상에는 수많은 무술들이 나름대로 독창적인 형태로 다양하게 발전되어 왔으며, 그들 모두가 도道에 이를 수 있다고들 주장한다. 나 자신도 무술을 천성적으로 좋아해 지금까지 각종 무술을 섭렵해왔으나 이렇게 우주의 근본도리에 따른 완벽한 무술은 없었다고 확언할 수 있다.

이어서 스승님께서는 또 한 장의 화선지를 내 놓으셨는데 그곳에는 다음과 같은 말씀이 쓰여 있었다. 한 글자 한 글자 정성스럽게 쓰신 글이었다.

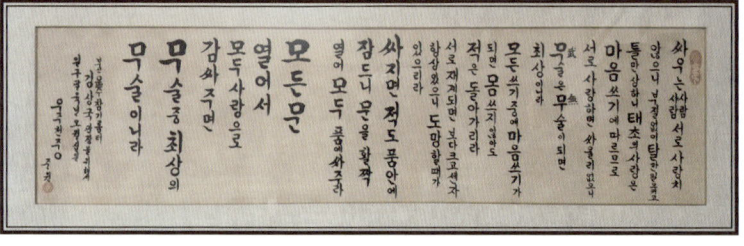

싸우는 사람 사람 서로 사랑치 않으니
부질없이 탈만 일으키고 틀만 상하니
태초의 사랑은 마음쓰기에 따르므로
서로 사랑하면 싸울 리 없으니
무술武術은 무술無術이 되면 최상이니라.

모든 쓰기 중에 마음쓰기가 되면

몸 쓰지 않아도 적은 돌아가리라.
서로 재게 되면 보다 크고 힘센 자가 항상 있으니
도망할 때가 있으리라.

싸주면 적도 품안에 잠드니
문을 활짝 열어 모두 품에 싸주라.
모든 문 열어서 모두 사랑으로 감싸주면
무술 중 최상의 무술이니라.

이것은 무술 수련자의 '마음다루기'에 대한 말씀이었다.
스승님께서는 한 구절 한 구절 상세히 설명해 주셨다.

"세상 사람들의 무술은 모두 상대적인 것으로 주로 상대를 힘으로 제압하는 것을 목적으로 합니다. 하지만 내가 창안한 '○계 우리무술'에서는 모든 상대를 사랑으로 감싸주어 무술武術이 필요 없는 무술無術의 경지에 이르게 합니다."

우주근원의 사랑으로 모든 상대를 품에 감싸주면 서로 싸울 리 없으니 모두 사랑으로 감싸주라는 것이다. 그렇게 될 때 비로소 무술 중 최상의 무술을 이루게 된다는 말씀이었다.

그리고 마지막으로 또 다른 글을 주셨는데, 다음과 같이 쓰여 있었다.

'스스로 몸 다룸에'

나무와 같이 서고
물같이 대하며
불같이 변하고
바람과 같이 떠나라.

접으면 작아지고 펴면 커지며
보면 버들 같고 닿으면 강철 같아라.

겉은 잔잔한 호수같이 하고
속은 큰 화산같이 하며
조종은 도적같이 하라.

氣는 계속 태우지 말고 제때에 태우며
줄 때는 깊이 주고 받을 때는 비워서 받으라.

 이것은 무술 수련자에게 이르는 '몸을 다루는 요결'이었다.
 "우리가 건강한 몸을 갖고자 하는 것은 궁극적으로 영적 발전을 위한 것이어야 합니다. 또한 영적 발전을 구하려는 자는 수도에 적합한 '수도 몸'을 만들어야만 합니다."
 이렇게 말씀하시면서 다음과 같이 설명해 주셨다.

나무와 같이 서고
물같이 대하며
불같이 변하고
바람과 같이 떠나라.

'나무와 같이 서라.'는 것은 자신의 바탕을 튼튼히 하여 세상에서 바르게 서라는 것입니다. 자신의 뿌리를 깊이 내리지 못하면 세상에 온전히 존재할 수 없습니다. 마음의 뿌리, 사상의 뿌리가 깊을수록 흔들리지 않고 자신의 삶을 스스로 주도하면서 살 수 있습니다.

'물같이 대하라.'는 것은 모든 대상을 물과 같이 대하라는 것입니다. 물은 자기를 주장하지 않습니다. 상대를 대할 때 물처럼 부드러우면 무엇이든지 수용할 수 있습니다. 내가 굳어 있으면 상대에 따라 적절히 변화할 수 없습니다. 그래서 형形을 고집하지 않는 물처럼 대해야 합니다. 물은 그릇에 따라 담기기를 주저하지 않으며, 만물 속에 들어가서 그들과 어울립니다. 또한 물은 만물을 생명으로 나게 합니다. 그리고 물은 위에서 아래로 흐르는 것이 아니라 있는 곳에서 없는 곳으로 향합니다. 이런 성품이 있기에 물은 만물과 친화親和하고 그 속에서 그들을 주도합니다.

'불처럼 변하라.'는 것은 어느 하나에 고정되지 말고 끊임없이 변화, 발전시키라는 것입니다. 불은 아무리 작은 불씨라도 조건만 갖추어지면 온 세상을 다 태울 수도 있습니다. 작은 동기라도 그 동기를 잘 발전시켜 나간다면 세상에 큰일을 이룰 수 있습니다. 불은 고정된 모양을 지니고 있지 않습니다. 고정된 관념으로는 크게 퍼져 나갈 수 없습니다. 우리의 의식을 자유롭게 하고 우리의 영혼을 해방시키는 것은 영적 승화의 필수조건입니다. 불은 어떤 정해진 모습도 없고 스스로 존재하지도 못합니다. 그러나 상대를 만나면 극적인 변화를 일으킵니다.

'바람과 같이 떠나라.'는 것은 어디에도 머물지 말라는 것입니다. 자기가 이룬 행적이나 공적에 머물려 말고 공성신퇴功成身退의 마음을 가지라는 것입니다. 세상의 여러 사물에 애착을 가지면 괴로움 또한 큽니다. 그러므로 항상 바람과 같이 떠날 수 있어야 합니다. 아무 흔적 없이 바람처럼 떠나야 하는 것입니다. 고인 물은 썩습니다. 모든 탐욕과 집착을 버리고 만물을 탈 것으로 써서 자신의 영적 진화를 이루는 것이 가장 의미 있는 것입니다. 목적하는 바를 이루고 나면 거기에 연연하지 말고 바람과 같이 떠나야 합니다.

접으면 작아지고 펴면 커지며
보면 버들 같고 닿으면 강철 같아라.

조종은 유연성과 탄력성을 기본으로 합니다. 이것이 안 되면 조종을 마음대로 할 수 없습니다. 몸과 마음을 접고 펴는 것을 자유자재로 할 수 있어야 합니다. 이것을 비유하면 보자기와 같습니다. 우리 몸은 '보자기 몸'이 되어야 합니다. 보자기는 펴면 커져서 무엇이든 다 쌀 수 있고, 접으면 작아져서 어디에든 둘 수 있습니다. 이런 유연성과 탄력성이 조종의 바탕이 됩니다.

조종은 외유내강外柔內剛으로 겉은 마치 버들과 같이 연약한 것 같지만 닿으면 강철 같이 되어야 합니다. 우리 몸을 보면 겉은 부드러운 살과 피부가 감싸고 있으며, 속은 굳은 뼈대가 몸틀을 짜고 있습니다. 피부가 부드럽기 때문에 외부세계의 정보를 받아들일 수 있으며, 뼈대가 굳기 때문에 형상을 유지할 수 있습니다.

겉은 잔잔한 호수같이 하고
속은 큰 화산같이 하며
조종은 도적같이 하라.

조종에 있어 또 하나의 기본은 통제와 절제입니다. 자신을 다 드러내 놓고 상대하면 반드시 패하게 됩니다. 속에는 산을 날려버릴 용암을 품고 있어도 겉으로는 잔잔한 호수와 같이 고요함을 유지해야 합니다. 그래서 보면 버들 같고 닿으면 강철 같아야 합니다. 이런 것은 자신을 통제하고 절제하는 힘에서 나옵니다. 통제력을 잃고 내재된 힘을 조절하지 못하면 절대로 온전한 조종을 할 수 없습니다.

지구의 내부는 수천 도의 용암으로 끓고 있으나 표면은 식어 있기 때문에 모든 생명체가 살아갈 수 있습니다. 열을 자신의 내부에서 연소시키면 자기 성장의 원동력이 되지만 밖으로 잘못 드러내면 오히려 자신과 상대에게 화를 입히게 됩니다.

조종은 마치 도적과 같이 드러내지 않고 해야 합니다. 검도에서 큰 도복으로 몸을 감싸서 상대가 몸의 움직임을 알아차릴 수 없게 하거나, 숨을 밖으로 드러내지 않고, 표정의 변화를 일으키지 않는 것은 자신의 조종법을 드러내지 않음으로써 상대가 알아차리지 못하게 하려는 것입니다.

氣는 계속 태우지 말고
제때에 태우며

   조종은 효율성을 무시하면 의미가 없습니다. 효율성은 최소의 노력으로 최대의 효과를 얻는 것입니다. 조종력을 온전히 발휘하기 위해서는 힘을 모아야 하며, 모은 힘을 제때 쓸 수 있어야 합니다.
   낮에 열심히 일하기 위해서는 밤에 충분한 휴식을 취해주어야 하며, '명'을 온전히 조종하기 위해서는 자신의 '영'을 온전하게 하고 ○력을 강화시켜야 합니다. 조종의 때를 모르고 무리하게 하면 곧 지쳐버려서 힘을 효율적으로 발휘할 수 없습니다. 불순하고 속된 때를 닦는 것도 알맞은 시기의 때를 맞추어야 하며, 수련과 수도 역시 자신의 때와 전체의 때를 고려하지 않고 무리하게 하면 오히려 탈이 됩니다. 그러므로 때를 알고 때에 잘 맞추어야 힘들이지 않고도 큰 성과를 이룰 수 있습니다.

줄 때는 깊이 주고
받을 때는 비워서 받으라.

   이것은 대사代謝의 법칙입니다. 대사는 주고받는 것입니다. 모든 생명체는 절대로 홀로 존재할 수 없으며 상대와의 대사관계를 통해서만 생존할 수 있습니다.

'줄 때는 깊이 주고 받을 때는 비워서 받으라.'는 것은 서로에 대한 깊은 신뢰를 바탕으로 하라는 것입니다. 만약에 내가 준 것을 이용해서 상대가 나를 해칠 것이라고 생각한다면 절대로 상대에게 깊이 줄 수 없으며, 상대를 믿지 못하면 자신을 완전하게 비우지도 못합니다. 대사에 있어서 깊이 주지도 못하고, 완전히 비워서 받을 수도 없다면 진실로 깊은 내면에서는 서로 통하지 못합니다. 겉으로만 통하려고 한다면 오히려 거짓의 탈을 쓰는 것이며 결국 탈만 일으킬 뿐입니다. 대사는 서로를 인정하고 아껴주는 사랑을 바탕으로 해야 합니다."

스승님께서는 이 몇 구절의 말씀으로 우리가 몸을 어떻게 다루어야 하는가에 대한 것을 명확하게 설명해 주셨다.

인간이라는 자각으로 법열에 젖다

내가 인간이며,
삶의 의미가 무엇인지
자각했던 그날 밤,
마치 첫사랑에 빠진
사춘기 소년이라도 된 것처럼
들뜨고 흥분했던
그 순간을
지금도 잊을 수 없다.

4

인간이라는 자각으로 법열에 젖다

1986년 여름 어느 날이었다. 자정이 가까운 늦은 밤, 무술도장에 홀로 앉아 몸과 마음을 가다듬고 명상 속으로 깊이 젖어 들었다. 익숙한 안온함과 평화로움이 온몸을 흠뻑 적셔왔다. 당시는 어느 정도 氣수련에 익숙해져 있을 때였으므로 마음을 가다듬어 氣를 천천히 운영해 보았다. 얼마 지나지 않아 충만한 기운이 나를 감싸며 몸이 깃털처럼 가벼워졌다.

그리고 얼마 후, 이번에는 엄청나게 강한 기운이 밀려들면서 내 자신이 태산이 된 듯 장중하게 느껴졌다. 텅 빈 도장의 공간은 바늘 하나 찔러 넣을 틈조차 없는 것처럼 기운이 팽팽했다. 터질 듯 강렬한 기운이 팽팽하게 나를 둘러싸기 시작했다. 그 순간, 텅 빈 충만함과 고요함 속에서 갑자기 '아, 내가 인간이구나!'라는 각성이 강하게 솟아올랐다.

그것은 영혼의 대폭발이었다. 마치 먹구름에 가려져 있던 하늘이 순간적으로 열리면서 빛나는 태양을 보는 것처럼 너무도 갑작스러운 것이었다. 그 희열은 지금도 말로는 설명할 길이 없다.

  지금까지 내가 개나 돼지와 같은 짐승이 아닌 인간이라는 사실을 모르지 않았으며, 단 한 번도 이 사실에 대해 의심하거나 망각하지 않고 살아왔다. 너무나도 당연한 사실이 갑자기 전혀 몰랐던 아주 중요한 사실을 새롭게 발견한 것처럼 격동적으로 다가왔다. 그리고 뭐라 표현할 수 없는 감동의 물결이 홍수처럼 밀려들었다.

  '그렇다. 나는 인간이다. 짐승이나 벌레가 아닌 인간이다. 인간이기에 나는 온갖 다양한 감정을 느낄 수 있고, 인간이기에 생각을 할 수 있으며, 지각이 있기에 옳고 그름을 판단할 수 있다.'

  나는 내가 인간이라는 각성에 숨을 쉴 수 없을 정도로 감동했다. 이때 문득, 스승님의 말씀이 떠올랐다.

  "세상에 나서 무엇을 이루고, 무엇을 남기고 가는가가 중요한 것입니다. 세상을 위해서 별로 기여한 바도 없이 이 지구의 아까운 에너지를 자신의 명을 유지하는 데만 다 써 버린다면 그는 영적으로는 물론 세상에도 큰 죄를 저지르는 것입니다."

  한 줄기 빛이 가슴을 관통하는 것을 느꼈다.

  '그렇다! 인간인 이상 마이너스의 삶이 아니라 플러스의 삶을 살아야 한다. 자기 자신 밖에 모르는 삶은 마이너스의 삶이다. 영적인 큰 깨달음으로 무지한 사람들을 일깨우고 나 자신은 물론 세상을 위해서도 크게 베풀고 기여하는 삶을 살도록 노력해야 한다.'

  명상을 마치면서 생각에 깊이 젖어들었다.

  지구상에는 수십만 종의 생명체들이 있으며 그들은 각자마다 독특한 생존방식으로 살아가고 있다. 우리 인간은 이 모든 생명체들의 최정상에 있다. 그러나 우리 인간도 영적 진화의 정상에 있는 것이 아니라 영적 진화의 연장선상에 서 있는 것이다. 또한, 같은 인간일지라도 각자마다 체격이 다르듯 인격도 영격(靈格:영적인 품격)도 모두 다르다. 이에 대해 스승님께서는 다음과 같이 설명하셨다.

"겉으로 보면 모두 같은 사람의 모습이지만 영적으로는 각기 다른 영격을 지니고 있는데 그 차이가 천층만층입니다. 이것을 크게 나누면 '동물영'과 '사람영'과 '인간영'과 '우주○'으로 나눌 수 있습니다.
 이들 중 가장 저 차원의 영격이 동물영입니다. 이들은 주로 동물적인 본성에만 따르며, 생존과 번식을 위한 본능적 욕구가 삶의 전부입니다.
 사람영은 형상만 사람의 모습을 가지고 있을 뿐 영적으로는 동물영보다 크게 진보되어있지 않은 영입니다. 자신의 본능과 이익만을 좇을 뿐 무지를 깨우치려 들지도 않고, 도리를 따르려고 애쓰지도 않습니다.
 인간영은 서로의 관계를 중요하게 여기며, 도리를 중시하고 깨닫기 위해 끊임없이 노력하는 영이며, 우주○은 이미 우주근원과 하나가 된 영으로서 무한하고 영원하며, 모든 것과 통하여 제도하는 영입니다.
 지금 세상에 살아가는 사람들의 영적 수준을 보면 동물영과 사람영의 비율이 8:2이며, 사람영과 인간영의 비율이 다시 8:2이고, 우주○은 아주 극소수입니다. 세상이 이토록 혼란한 것은 무지하고 저급한 영체들이 이 세상을 어지럽히고 있기 때문입니다."

여기서 '우주영'이라 하지 않고 '우주○'이라고 명명한 것은 다음과 같은 이유이다. '영'은 기본 소素인 '○'의 조합에 의하여 이루어진다. 따라서 영성靈性과 영격靈格은 ○의 조합 형태에 의하여 결정되는데, 이것은 마치 소립자들의 구성 형태에 따라서 우주의 기본원소가 이루어지는 것과 같다. '우주○'은 ○의 조합 결과가 우주본질의 순수성을 그대로 지니고 있으므로 다른 영들과 구별하여 '우주○'이라 한 것이다.

영적 진화는 사람영의 차원에서 인간영의 차원으로, 인간영의 차원에서 우주○의 차원으로 영격을 높여나가는 것이다. 차원이 낮을수록 우주도리와는 거리가 멀며, 제한과 구속이 많아져서 영적 진화의 기회가 적다.

인간은 누구나 억압당하거나 구속되는 것을 바라지 않는다. 자신을 가리고 있는 장막을 걷어내고, 구속의 족쇄를 끊고 영적 자유를 누리고 싶어 한다. 그러나 그것은 쉽게 이루어지지 않는다. 영적 차원을 높이기 위한 영적 진화의 길은 내적으로 영적 각성이 일어나야 하고, 영적 진화의 가장 효율적인 길을 찾아야 하며, 이를 이루기 위한 부단한 노력이 계속되어야 한다.

우리의 생명이 무한하고 우리가 존재하는 터전이 안정적으로 유지된다면 영적 진화를 위해 서두를 필요가 없을 것이다. 그러나 우리의 수명은 100년 남짓이다. 게다가 전 생애를 통해 자신의 영적 진화를 위해 투자할 수 있는 시간은 얼마 되지 않는다. 철들기 전까지의 삶과 노쇠하여 몸과 마음을 자신의 의지대로 할 수 없는 삶을 제외한다면 너무도 짧은 시간만 허락될 뿐이다. 그 짧은 시간의 대부분도 결혼해서 아이 낳고 기르며, 먹고 살기 위해 노동하면서 다 보낸다. 어느 정도 안정된 삶을 살게 되면 이제 남은 시간은 별로 없고 이룰 만한 힘도 용기도 없다. 인간으로 이 세상에 온 것은 진화를 이루기 위해서지만 대부분이 무의미한 삶을 살다가 풀잎에 맺힌 이슬처럼 허망하게 스러져 버리고 만다.

그런데 더욱 큰 문제는 우리가 살고 있는 지구가 그렇게 안정적이지 않다는 사실이다. 지금의 지구는 역사적으로 그 유례를 찾아볼 수 없는 극히 불안정한 상태에 있다. 아무리 인간이 온갖 발명으로 생명을 연장을 하고, 편리한 삶을 이루었다 하더라도 우리가 서 있을 바탕이 무너져 내린다면 아무 소용이 없다.

그렇다면 우리는 어떻게 하면 이 짧은 생애에 가장 효율적으로 영적 진화를 이룰 수 있을까?

인류가 지금까지 이루어낸 영적 진화의 방법은 많다. 그러나 그것만으로는 안 된다. 지능을 높이며 긍정적이고 적극적인 사고와 의식을 고취시켜 나가는 것도 중요하다. 하지만 더욱 중요한 것은 우리의 제한된 의식 저 너머에서 만물을 주관하고 있는 우주근원에 대해 각성하고, 우주적인 지혜와 힘을 받아들이지 않으면 안 된다는 사실이다.

우리가 영적 진화를 이루어내기 위해서는 무한하고 영원한 세계인 우주근원과 하나가 되어야 한다. 그러나 그 세계로 통하는 문은 누구에게나 활짝 열려 있는 것이 아니다.

수억 개의 정자는 하나의 난자를 향해 나아가지만 모든 정자가 다

난자에 들어갈 수 있는 것은 아니다. 난자가 허락하는 단 하나의 정자만이 들어갈 수 있다. 게다가 난자에 먼저 도달했다고 되는 것도 아니다. 난자와 조건이 맞아야 한다. 만약 조건에 맞지 않으면 난자는 자신의 작은 섬모들을 이용해 다가서는 정자를 밀어내버린다.

우리가 우주근원에 드는 것도 이와 같아서 자신을 근원과 맞추어야 한다. 그래야만 받아들여진다. 우리가 영적 진화를 위해 가장 먼저 할 것은 우주근원의 의지와 목적을 정확하게 알고 거기에 들기 위한 조건을 만드는 일이다. 이것이 영적 진화를 위한 가장 확실한 지름길이다.

우리는 지금 이 생에서 영적 진화를 이루어야 한다. 지금 이루지 않으면 기회가 다시는 없을지도 모른다. 우리가 지금 영적 진화를 이루어야 하는 것은 선택의 문제가 아니라 생존의 문제인 것이다.

내가 인간이며 삶의 의미가 무엇인지 자각했던 그날 밤, 마치 첫사랑에 빠진 사춘기 소년이라도 된 것처럼 들뜨고 흥분했던 그 순간을 지금도 잊을 수 없다. 잠을 자지 않아도 졸린 줄도 몰랐고 먹지 않아도 배고픔을 몰랐다. 오히려 먹고 자는 것이 내게는 낯설게 느껴졌다. 3일 밤낮을 먹지도 자지도 않고 흥분과 감동 속에서 보냈다.

아마도 법열이란 이런 것을 두고 말하는 것이리라.

두려움 속으로

두려움을 극복하고
상대에 대한 이해와 사랑을 통해서
우주진화에 동참할 때,
우리는 생명의 본질인
자아 발견과 자아 창조를
이루어낼 수 있는 것이다.

5

두려움 속으로

자정이 넘은 시각, 나는 홀로 옥강정 옆에 있는 숲 속으로 들어갔다. 며칠 전 그 선정禪定의 기쁨을 다시 누리고 싶어서였는지도 모른다. 자리를 잡고 앉은 지 얼마 지나지 않았을 때였다. 갑작스레 두려움이 왈칵 밀려들었다. 온몸에 소름이 돋고 머리카락이 곤두설 정도였다. 알 수 없는 일이었다. 평소 두려움이라는 것을 별로 모르고 살아왔다고 자부하고 있던 나였다. 나는 무술인이 아닌가. 더구나 그곳은 외딴 곳도 아니다. 빤히 보이는 곳에 인가들이 있고, 그곳에서 100m도 채 되지 않는 곳에 옥강정이 있었다. 한밤중이지만 반짝이는 인가들의 불빛이 바로 눈앞에 보이지 않는가.

나는 알 수 없는 이 두려움의 실체가 무엇인지 궁금해지기 시작했다. 그리고는 '오늘 명상의 주제는 두려움의 실체를 알아내는 것으로 하자.'고 마음먹었다. 두려움을 참고 자리에 앉아서 정신을 가다듬고 명상에 들었다. 일부러 소리 내 심호흡을 몇 번 하고 氣를 운영하자 마음이 안정되고 전신에는 기운이 서서히 차올랐다. 나는 두려움의 실체를 떠올렸다. 그리고 깊은 생각에 잠겼다.
 '왜 두려움이 생긴 것일까? 대낮에 이곳에 앉아 있다고 해도 두려움이 생겼을까? 그렇지 않았을 것이다. 아니 오히려 맑고 고요한 숲이라 좋아했을 것이다. 그렇다면 두려움은 대상에 대한 무지에서 비롯되는 것이 아닐까? 그렇다. 상대를 모르기 때문에 두려움이 생기는 것이다.' 그러고 있는데 문득 텔레비전의 한 장면이 떠올랐다. 당시 텔레비전 프로그램 가운데 안대로 출연자들의 눈을 가리고 통 속에 손을 넣어 안에 있는 물체를 만져보게 한 후 무엇인지 알아맞히는 게임이 있었다. 무, 배추 같은 평범한 것도 있었지만 미꾸라지같이 살아 움직이는 것들을 넣은 경우도 있어서 대부분의 출연자들은 극도로 긴장하고 두려워하면서 쭈뼛쭈뼛 통 속에 손을 넣었다. 그리고 미지의 물체에 손이 닿는 순간 기겁을 하고 놀란다.
 그 장면을 떠올리며 계속 생각에 잠겼다. '아마 직접 볼 수 있었다면 전혀 두려움 없이 마음대로 만지며 재미있어 했을 것이다. 모르기에 두려워하는 것이다. 그것은 죽음도 마찬가지일 것이다. 우리가 죽음 이후의 상태에 대해 완전히 알게 된다면 죽음은 그렇게 두려워 할 일이 아닌지도 모른다.'
 생각이 여기까지 미치자 이내 두려움이 사라졌다. 그러면서 나의 내부에서는 두려움의 본질을 알았다는 뿌듯한 기쁨이 물결처럼 퍼져 나갔다.

 그리고 이튿날, 어제와 같은 시각에 똑같은 자리를 찾았다. 그리고 다시 명상에 들어갔다. 그런데 이건 또 뭐란 말인가. 또다시 두려움이 엄습하는 것이었다.

'어제 분명히 두려움에 대한 실체가 무지에서 비롯된다는 것을 알아내고 자못 기뻐하지 않았던가. 그 순간 두려움이 완전히 사라짐으로써 두려움은 무지에서 생긴다는 것을 확신했었다. 그런데 지금 이 두려움은 또 무엇이란 말인가.'

다시 깊은 명상에 들어갔다. 수많은 단어들이 머리를 스쳐 지나갔다. 그리고 고요해질 무렵 나의 내면에서 소리가 들려왔다.

"두려움의 실체는 나를 고집하는 것에서 생기는 것이다. 나를 버리고 상대를 온전히 사랑하게 된다면 두려움은 사라진다."

그 순간 거짓말같이 두려운 마음이 사라졌다. 사자가 나를 한입에 물어가도 전혀 무섭지 않을 것 같았다. 순간 희열이 밀려왔다. 그러나 무엇인가 허전했다. 그것이 전부가 아니라는 느낌이 강하게 들었다. 나는 해답을 구하기 위해 일어나지 않고 그대로 명상을 계속했다.

그리고 깨달았다. 두려움은 단순히 대상에 대한 이해와 사랑의 문제가 아니라는 것을. 두려움은 생존을 위한 영적 프로그램인 것이다. 두려움은 우리의 의식 너머에서 생존을 위해 스스로 존재하는 것이다. 만약 인간에게 두려움이라는 정보가 없다면 우리는 하나 밖에 없는 소중한 생명을 제대로 유지할 수 없을 것이다. 모든 것은 생존에서부터 비롯되며 생존이야말로 모든 것에 우선하는 것이다.

생명은 생명 유지가 기본이다. 따라서 생명체가 두려움을 느끼는 것은 생존을 위해서 필수적이다. 두려움을 극복하고 상대에 대한 이해와 사랑을 통해서 우주진화에 동참할 때, 우리는 자아 발견과 영적 각성을 이루어낼 수 있는 것이다.

○계좌를 득하라

"지금부터 김상국은
'○계좌를 득하기 위한 공부'를
하게 됩니다."

6

○계좌를 득하라

　1987년 2월, 대구 성서의 한 허름한 농가를 개조한 스승님 댁에서 특별 정진 수련을 했다. 스승님께서 직접 지도하신 정진 수련에는 나를 비롯해 전국의 제자 20여 명이 한 달간 합숙을 하면서 계속했다. 수련은 스승님의 말씀을 주로 듣는 것이었지만 틈틈이 무술, 대금, 바둑 등을 배우는 시간도 가지면서 다채롭게 진행되었다. 수련기간 내내 눕지 않는 수련 조건이 처음에는 힘들었지만 시간이 지나면서 점차 익숙해져 갔다. 그리고 마지막 날, 수련을 최종적으로 마무리하는 자리에서 함께했던 제자들의 공부를 일일이 점검해주신 스승님께서는 마지막 차례를 기다리고 있던 나에게 다음과 같이 말씀하셨다.
　"지금부터 김상국은 '○계좌○界座를 득得하기 위한 공부'를 하게 됩니다."
　그 말씀을 듣는 순간 온몸에 전율이 전해져오는 것을 느꼈다. 내 삶이 지금까지와는 전혀 다르게 변화하리라는 것을 직감적으로 깨달았던 것이다.

여기서 잠깐 '○계에 좌를 갖는다.'는 것이 어떤 의미인지 설명해 보기로 하겠다.

'좌'란 특별한 위상을 지닌 '자리'를 뜻한다. '자者'가 개체를 말한다면 '좌座'는 그가 차지하고 있는 영역이다. 예를 들면, 대통령은 임기를 마치면 바뀌어도 대통령의 좌는 계속되기 때문에 다음 대통령이 이어간다. 또한 개인이 할 수 없는 것을 대통령이라는 좌로는 가능하다. 이와 같이 좌를 갖는다는 것은 보장되는 것이며, 자기 확대이며, 자아 창조를 이루는 것이라고 할 수 있다. ○계에 자신의 좌를 갖는 것은 우주근원을 주관하는 절대불변의 계에 속한다는 것을 의미한다. 즉, ○계에 자신의 영적 바탕을 갖는다는 것이다.

우주는 ○계와 세상으로 나눌 수 있으며, 세상은 다시 이 세상과 저세상으로 나눌 수 있다. 우리가 나고 죽는 것은 이 세상과 저세상을 왔다 갔다 하는 것이다. 저세상도 세상이므로 죽음이 곧 ○계에 이르는 것은 아니다. ○계는 이 세상 저세상을 넘어선 영원불변의 절대계를 말하는 것이다. 그러한 ○계에 자신의 좌를 설계하고 실제로 존재하게 지도하는 것을 '좌제도 지도'라고 한다.

○계좌를 득하는 것이야말로 우리가 수도를 하는 가장 근본적인 목적이라고 할 수 있다. 물론 수도는 개인의 완성으로 끝나는 것이 아니며, 더불어 전체가 온전해지도록 제도濟度함으로써 완성된다.

스승님의 말씀은 계속 이어졌다.

"두 가지가 있는데 그 중에 하나를 선택하면 됩니다. 선택할 것은 '주계조종좌'와 '계자동조종좌' 중의 하나입니다. '계자동조종좌'를 이루면 '주계조종좌'는 그 속에 포함 됩니다. 그런데 '계자동조종좌'

는 '주계조종좌'보다 이루기가 훨씬 어렵습니다. 어느 것을 선택해도 좋습니다. 자, 어떤 것을 선택하겠습니까?"

 스승님께서는 공부에 관해서는 대부분 스스로 선택을 하게 하셨다. 일방적으로 무조건 "이것을 해라.", "저것을 해라."라고 하지 않으셨다. 자기가 하고 싶은 만큼, 능력이 미치는 만큼 자율에 맡기셨다. 나는 아무리 어려워도 이왕이면 크게 이루고 싶었다.
 "계자동조종좌 공부를 하겠습니다."
 스승님께서는 그럴 줄 알았다는 듯 고개를 끄덕이시며 '좌제도 지도'를 위한 공부 조건을 기술記述로 점검하신 후 다음과 같이 말씀하셨다.
 "김상국은 지금부터 직경 2㎝의 은구슬 7개를 공부의 '태胎'로 삼아서 공부하십시오. '태'란 쉽게 말해서 모체와 태아를 이어주는 탯줄과 같은 것입니다."
 그리고는 열심히 공부하라고 격려해 주셨다. 앞으로 은구슬 7개는 나의 공부에 영감을 주고 기운을 북돋아주는 매개체 즉, '비품'이 될 것이었다. 비품이란 비밀스러운 물품이라는 의미의 비품秘品과, 조종을 위하여 미리 준비한다는 뜻의 비품備品의 의미를 동시에 가지고 있다. 나의 좌제도 지도는 그렇게 시작되었다. 돌이켜보면 나는 그때부터 본격적인 수도를 시작한 것이었다.

 여기서 '계자동조종좌'가 무엇인지 설명이 필요할 것 같다. '계'란 절대자와 상대자의 조정자로서 공존을 위한 질서이다. 즉, 계는 氣를 우주도리에 따라 짜고 풀며 주고받음으로써 공존하게 하고 온전하게 되도록 한다. 또한, 계는 모든 변하는 것의 본질로서 씨앗과 같고 알과 같은 것이다. 씨는 나무가 되고 알은 생명체가 될 수 있는 모든 정보와 에너지를 다 지니고 있다. 그래서 변하는 것의 본질이다. 그리고 '계자동화'란 우주도리에 의해 자동으로 돌아가게 한다는 것이다. '이것을 하라.' 또는 '이것은 하지 말라.'는 식의 인위적인 행위나 노력에 의하지 않고, 모든 것이 우주의 원리에 의해 순리대로 돌아가도록 한다.

처음과 끝을 알 수 없는 우주의 실체와 우주의 운행 원리를 인간이 완벽하게 이해한다는 것은 어쩌면 처음부터 불가능한 것인지도 모른다. 끊임없이 그 실체에 다가가려 하지만 우주의 원리란 인간이 도저히 닿을 수 없는 저 멀리 있는 것인지도 모른다. 알고 있다고 착각할 뿐 늘 저만치에서 우리를 바라보고 지켜보며 손짓하고 있는 안개 성(城)과 같은 것이다. 그러나 우주지성은 스스로 존재하며, 우리의 인식과는 무관하게 스스로 이 우주를 완벽하게 운영하고 있다.

깨달음은 이러한 우주적 지성과 온전히 하나가 될 때 비로소 완성된다. 계가 자동조종된다는 것은 우주의 원리가 내 속에서 스스로 작용하여 원리와 법칙에서 벗어나지 않게 자동적으로 조종된다는 것을 의미한다. 나를 비우고, 나를 통해서 운행되는 우주도리를 지켜보고 따르며, 우주지성을 이해하고 그와 하나가 되어가는 것, 이것이 '계자동조종좌'를 공부하는 자세이다.

수련을 마치고 돌아오자마자 나는 서둘러 부산에서 보석 세공업을 하는 친구 박수일에게 은구슬 7개를 만들어달라고 부탁했다. 며칠 후, 완성된 은구슬이 내 손에 들어왔다. 이제 '여의주'가 내 손에 들어온 것이다. 그러나 아직은 내 마음대로 쓸 수 있는 여의주가 아니었다.

스승님께서는 은구슬을 이렇게 저렇게 운용하라든지 이런 저런 방법으로 수련하라는 말씀은 없으셨다. 처음에는 막막하기 그지없었다. 그저 은구슬을 손바닥에 올려놓고 집중해 기운을 느껴보거나 '계자동조종좌'를 이루고자 하는 간절한 마음을 담아 동작하는 것이 고작이었다.

시간이 지나면서 서서히 성과가 나타나기 시작했다. 마음을 모아서 집중할수록 손바닥 위의 구슬들이 강한 기운을 내뿜으며 마치 살아있는 듯 꿈틀거리기도 하고, 이리저리 움직이기 시작했다. 또 손바닥 위에 올려놓았던 구슬들을 내려놓고 빈손으로 있는데도 마치 구슬이 있는 듯 강한 기운이 그대로 느껴지기도 했다. 시간이 지나면서 점차 운영 방법도 다양해져 갔다. 어떤 때는 은구슬 7개를 모두 몸에 지니고 다녔으며, 어떤 때는 모두 집에 두고 다녔다. 또 몇 개씩 나누어져 운영되기도 했다. 그때마다 기운이 다른 것을 어렴풋이 느낄 수 있었지만 명료하게 그 의미를 설명하기는 어려웠다.

이렇게 시작된 좌제도 공부는 약 2년에 걸쳐 체계적으로 진행되었다.

좌제도를 하다

도대체 이 우주에는
어떤 힘과 질서가 있기에
내 의지나 의도에 관계없이
이렇듯 스스로 질서있게
무엇인가를 짜 나가는 것일까?

7

좌제도를 하다

나는 밤낮을 가리지 않고 수련과 수도에 열중하였다. 명상과 자동동작을 이용한 '몸기운영'은 물론이며, 특히 '회로回路공부'에 깊이 젖어들었다.

회로는 우주의 운동을 나타내주는 氣의 그림이라고 할 수 있다. 회로는 불교의 만다라曼茶羅와 아주 비슷한 형태를 하고 있는데, 우주에 가득 차있는 氣작용을 2차원의 평면에 그림으로 표현한 것이다. 회로는 우주자성宇宙自性을 나타낸 것이므로 회로공부를 통한다면 누구든지 우주의 생성 원리와 운행의 원리를 스스로 깨달을 수 있다. 그 밖에도 회로는 자신의 깊은 내면으로 들어가는 일종의 명상 방법이 되기도 하며, 세상의 氣를 운영하는 매체가 되기도 한다.

여기에서 회로에 대해 좀 더 상세히 설명하고자 한다.
'회로'란 우주의 본질인 ○의 운동을 자동동작으로 그린 것이다.
○의 운동은 회전운동을 기본으로 하는데, 회전하면서 氣를 끌어들

이기도 하고(흡입), 밀어내기도 하면서(방출) 균형과 조화를 이루어 낸다. 회로는 생각으로 그리는 것이 아니라 자동동작에 의해 그려지는 것이지만 그려놓고 보면 그 속에 일정한 규칙과 의미가 있음을 알 수 있다.

다음은 수많은 회로들 가운데 기본 회로에 해당하는 것들이다.

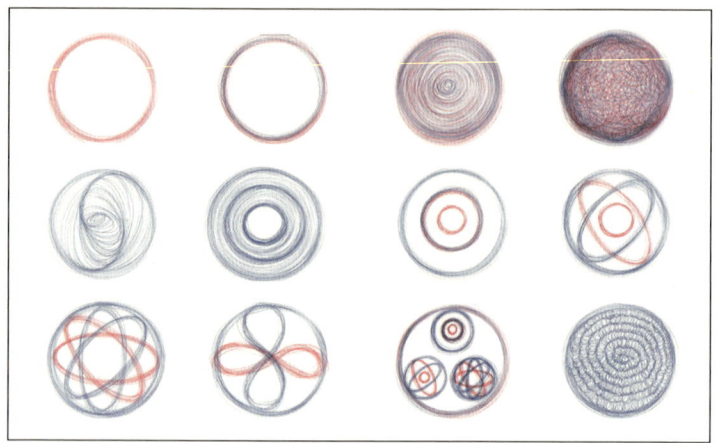

기본회로

이와 유사한 형태를 불교의 '해인십바라밀도海印十爬羅密圖'에서도 볼 수 있다

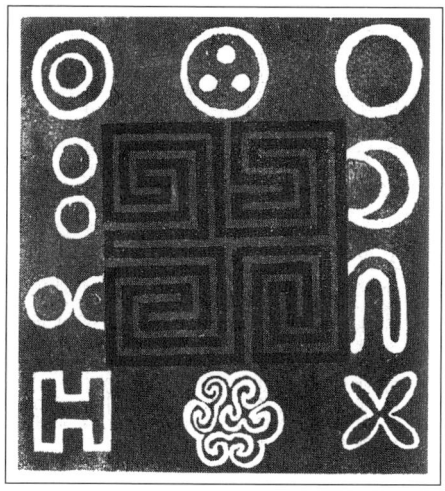

해인십바라밀도

'해인도海印圖' 또는 '법성도法性圖'라고 불리는 '해인십바라밀도'는 신라의 의상대사가 중국의 고승인 지엄화상에게서 원 혹은 방종종형으로 된 72개의 법계상法界相을 받아서 이를 종합해 10개로 다시 제진製進한 것이다. 이를 사용하면 호풍환우呼風喚雨와 이산초해移山超海를 자유자재로 할 수 있는 술법이 있으며, '교묘기이巧妙奇異'하기가 경탄하지 않을 수 없다고 전해진다.

불교에서는 반야바라밀般若婆羅密을 일컬어 부처의 어머니라 하여 부처가 되기 위해서는 이 반야바라밀을 깨달아야 한다고 했다. 반야바라밀들은 여기서 설명하는 회로의 기초적인 모습에 해당된다고 할 수 있다. '해인'은 우주를 이루는 바탕이고, '반야바라밀'은 그것을 만드는 기본 소素들이라고 할 수 있다.

이런 모습은 '원자내부의 전자들의 존재형태'에서도 볼 수 있다.

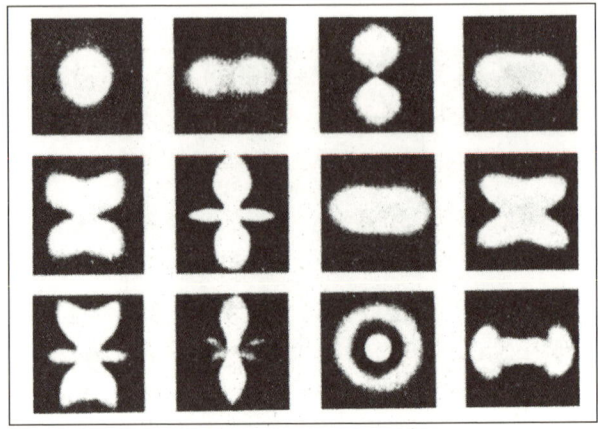

원자내부의 전자들의 존재형태

앞의 그림은 원자 내부 여러 곳에 존재하려는 전자들의 경향을 표현한 모습들이다. 여기에서도 회로의 모습과 일치하거나 유사한 모습을 볼 수 있다.

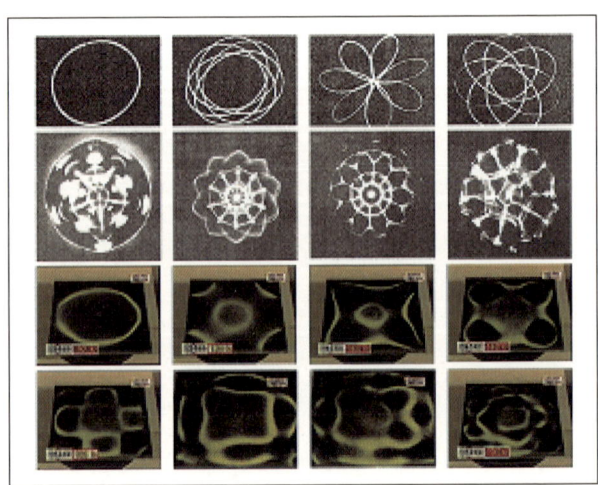

소리파동으로 형성된 기하학적인 무늬

이런 모습은 소리파동을 형상화시킨 '클라드니 도형'에서도 찾아볼 수 있다.

독일의 음악가이며 물리학자인 클라드니는 소리파동을 시각화하는 방법을 발견하였는데, 이를 '클라드니 도형' 또는 '클라드니 패턴'이라고 한다. 모래를 얹은 진동판에 일정한 진동을 가하면 특정한 형태의 무늬가 형성되는데, 이는 소리파동이 기하학적인 형태를 형성한다는 것을 보여준다. 클라드니 도형이 소리파동을 형상화한 것이라면 회로는 우주氣의 파동을 형상화한 것이다.

물질의 기본 소素인 원자 내부의 '전자운동', 파동에 의한 물질창조의 패턴을 보여주는 '클라드니 패턴', 진공眞空의 참모습이라 할 수 있는 '해인십바라밀도'를 비롯해서 은하계와 태풍의 소용돌이 운동과 미시세계인 소립자의 운동에 이르기까지, 우주 안에 있는 모든 것은 회전운동을 바탕으로 하고 있음을 알 수 있다.

파동은 형상을 만들며 형상화된 것은 고유한 에너지를 갖게 된다. 회로제도는 무형의 氣를 형상화시킨 것이다. 즉, 회로제도는 목적에 따라서 필요한 氣를 흡인하여 보조하기도 하고, 불필요한 氣를 방출하여 조정함으로써 온전하게도 한다.

분석심리학의 창시자인 '카를 구스타프 융'은 환자들에게 매일 아침 만다라를 그리게 했다고 한다. 그것은 일종의 원을 자유롭게 연속해서 그리는 것으로 회로와 아주 비슷한 형태를 가지고 있다. 융은 환자들이 자신이 그린 만다라를 통하여 자신의 내면을 들여다 볼 수 있음은 물론이고, 그 과정에서 심리적 치유를 경험한다고 주장했다.

융 스스로도 내면과의 소통을 위해 매일 만다라를 그렸다고 한다.

　회로공부는 참 신기하고 재미있다. 회로를 할 때는 보통 16절지 종이에 푸른색 볼펜과 붉은색 볼펜을 사용해서 그린다. 종이 위에 수많은 원의 그림이 만들어지게 되는데, 이때 미리 어떤 모양을 연상한다거나 형태를 구상해 그리는 것이 아니라 氣의 흐름을 타면서 그려나간다. 그렇기 때문에 최종적으로 어떤 형태가 될지 전혀 짐작도 하지 못하는 상태에서 진행된다. 어떤 때는 커다란 원 모양 하나만이 빙글빙글 도는 모습이 그려지기도 하고, 어떤 때는 큰 원과 작은 원들이 일정한 법칙 아래 조화롭게 배치된 모양이 그려지기도 한다. 그것은 마치 엄정한 수학 원리 속에서 그려지는 것처럼 정밀하면서도 아름답게 그려진다.

　회로공부를 하다보면 아주 신기한 일이 벌어지기도 한다. 16절지 종이에 그려진 그림이 한 장으로 끝나는 것이 아니라 여러 장이, 어떨 때는 수십 장, 수백 장이 하나하나 서로 섬세하게 연결되어 전체가 하나의 커다란 그림으로 만들어지기도 한다. 이것 역시 회로를 그리는 자신은 어떤 형태가 될지 끝나기 전까지는 전혀 예측할 수가 없다. 이렇게 회로들이 하나의 목적성을 가지고 연결되는 것을 '제도'라고 한다.

　1987년 봄 어느 날, 내게도 그런 현상이 나타났다. 한 장으로 끝나던 회로가 여러 장으로 연결되어 나가기 시작했던 것이다. 16절지 종이들이 하나씩 붙어나가더니 마침내 세로 150㎝에 가로 200㎝가 넘는 직사각형의 제도가 나왔다.

　신비롭기 짝이 없었다. 도대체 우주에는 우리가 모르는 어떤 힘과 질서가 있기에 내 의지나 의도에 관계없이 이렇듯 질서 있게 무엇인가를 짜 나가는 것일까? 이것이야말로 우주의 본성이 아닌가! 스스로 짜고 스스로 풀면서 만물을 살려내고 또 거두어가는 절대적인 우주적 의지가 아닌가! 놀랍기 그지없는 현상을 체험하면서 경이로운 마음으로 제도를 계속해나갔다.

　그러던 어느 날, 주말을 맞아 그동안 열심히 한 제도를 조심스레 싸서 옥강정으로 향했다. 스승님께 제도를 보여드리고 공부 점검을 받을 요량이었다.

　옥강정에 도착해 보니 스승님께서는 아직 오시지 않았고 대신 나이가 한참 어린 대학생들이 보였다. 공부에 관심이 있는 대학생들과 그 또래의 젊은이들이 수련을 위하여 와 있었던 것이다. 자연스레 그들과 어울려 이야기를 나누게 되었다. 공부와 삶에 대하여, 그리고 수도를 하면서 체험했던 여러 초현상들에 이르기까지 이야기는 진지하게 계속되었다. 그런데 어느 순간 나는 느꼈다. 그 대학생들의 심성이 나와는 비교할 수 없을 정도로 맑고 깨끗하다는 것을.

　나는 그것을 그냥 흘려버리지 못했다. 상대적으로 나 자신이 얼마나 속되고 추하던지 스스로를 도저히 용납할 수 없었다. 자괴감은 점점 커져갔고 마침내 걷잡을 수 없는 상태에 이르렀다. 나중에는 수도를 하겠다고 이곳에 와 있는 자체가 더없이 부끄럽게 생각되었다. 더 이상 공부를 계속할 자신이 없었다.

'나 같은 사람이 이런 큰 공부를 한다는 것이 가당키나 한 일인가.'

그 감정이 얼마나 격했던지 그날 밤, 비감한 심정으로 그때까지 정성을 다해서 했던 제도를 울면서 북북 찢어 버렸다.

'그래, 나는 너무나 모자라고 추하다. 나 같은 사람이 감히 성스러운 제도를 한다는 것은 말도 안 된다.'

세상에, 제도를 찢다니!

그 당시 함께 공부하던 사람들은 회로 한 장도 함부로 하지 않았다. 회로에 우주의 신비가 고스란히 담겨 있다는 생각에 그릴 때도, 보관할 때도 아주 정성을 다했다. 하물며 제도를 찢는다는 것은 감히 상상도 할 수 없는 일이었지만 나는 제도를 북북 찢어서 쓰레기통에 던져버렸다. 다시는 공부를 하지 않겠다는 마음도 있었던 것 같다. 심한 자괴감 속에서 하염없이 눈물을 흘리다가 몸과 마음의 피곤함을 이기지 못하고 잠에 빠져 들었다.

잠에서 깨어난 것은 이른 새벽녘이었다. 피곤함이 가셨던지 몸과 마음은 한결 가벼웠다. 누운 채로 생각에 잠겼다. 대학생들과의 대화에서 그들과 나를 비교하여 자신을 책망하고 공부를 포기하려 했던 어제의 상황을 떠올렸다. 그러다가 문득 내가 아주 이기적이며 오만했다는 생각이 들었다.

'내가 무슨 대단한 존재라고 그렇게 생각한 것인가? 그래, 나는 어리석고 모자란 위인이다. 그러니 공부를 해야 하지 않는가! 그래서 온전하게 되어야 하지 않는가!' 이렇게 있는 그대로의 나 자신을 수긍

하고 인정하자 마음의 여유가 생겼다. 순간 벌떡 일어나 쓰레기통을 뒤졌다. 다행히 간밤에 찢어버린 제도는 그대로 있었다. 그것들을 꺼내 자리를 잡고 앉았다. 그리고는 풀로 붙이기 시작했다. 내 눈에는 다시 눈물이 흘러내렸다. '이 얼마나 부끄러운 일인가. 나 자신을 바로 보지 못해 소중한 수도의 기회를 놓칠 뻔 하지 않았는가.' 나를 남들과 비교함으로써 나 자신을 책망과 비탄에 빠지게 하고, 다시는 기회조차 없을지 모르는 수도를 포기하게 하려는 영적인 저항과 방해의 실체를 확인하게 되었다.

그때 수난을 당했던 제도가 '좌제도'의 시작이었다. 그렇게 시작된 내 모좌제도는 후에 그와 비슷한 크기의 제도가 두 점이 더 나와서 총 세 점이 하나로 연결되어 완성되었다. 이런 과정을 거쳐 모좌제도를 완성시키는데 약 2년의 시간이 소요되었다.

뒤에서 다시 설명하겠지만 공부 진행에 따라 그 과정에 필요한 제도가 연이어 나왔는데, '모좌제도'와 '몸좌제도' 그리고 '전명제도'와 각 '부제도'들이 계속해서 나왔다. 당연한 일이지만 제도를 하나씩 완성할 때마다 스승님께 공부 점검을 받았다.

그때마다 스승님께서는 그 제도를 실재하는 세상으로 구현해 내기 위한 氣태로서 비품을 지정해 주셨다. 기태란 氣를 연결하기 위한 물질 매개체를 말한다. 당시에는 미처 그 의미를 알지 못했으나 후에 전체적으로 연결시켜 보니 각각의 제도와 비품은 참으로 커다란 의미가 있었음을 깨닫게 되었다.

제도의 세계

'제도'는
'설계하다'는 제도製圖의 의미와
'다스리다'는 제도制度의 의미를
동시에 갖는다.

설계한다는 것은 새롭게 정보를
짜기도 하고 짜여진 정보를 재구성
한다는 것을 뜻하며,

다스린다는 것은 자신의 의지대로
조정하고 조종한다는 것이다.

8

제도의 세계

첫 제도가 수난(?)을 받게 된 후 나는 더욱 회로와 제도에 열중했다. 우리는 왜 제도를 해야 하는가?

그 이유는 존재에 대한 온전한 깨달음과 영원한 생명을 보장받기 위해서이다.

눈으로 보는 것은 실체가 아니다. 우리의 실존은 '○'이며 보이는 것은 '○'이 제한되어 드러난 모습에 지나지 않는다. 겉몸은 유한하게 제한된 '가아假我'이며, 속 '○'은 무한하고 영원한 '진아眞我'이다. 우리는 속을 보아야 진실을 보는 것이다. 그러나 속은 형상이 없으므로 눈으로는 볼 수 없으며 제도를 통해야만 볼 수 있다.

제도란 '○'의 설계도와 같은 것이다. 집의 설계도가 있으면 무너져도 그 설계도에 따라서 다시 지을 수 있다. 그러나 설계도가 없으면 다시 지을 수가 없다. 우리가 우리의 몸과 명命을 수정, 보완하는 것도 이와 같은 이치다.

제도에 대해 스승님께서는 다음과 같이 말씀하셨다.

"만일 氣로써 미리 설계 되어 있지 않다면 우리가 미래를 예측하는 것은 불가능합니다. 모든 것이 氣로써 제도화되어 있다는 것은 건물을 짓는 자가 설계를 하고, 그 설계에 따라 공사를 하는 것과 같습니다."

제도란 영적 설계이며 근원에 의한 다스림이다.
제도는 다음과 같은 원리에 의해 설계되고 다스려진다.

우리는 형상形象이 없는 곳(것)으로부터 와서 형상을 이루고 살다가 명이 다하면 다시 형상이 없는 곳(것)으로 돌아간다. 즉, 만물은 형상이 없는 근원의 ○으로부터 와서 물질 몸(□)을 이루고 살다가 몸 명이 다하면 다시 ○계로 돌아간다.

우리는 부모를 통해 태어나는데, 통하여 온다는 것은 부모가 생명의 근원이 아니라, '생명'으로 태어나게 하는 통로일 뿐 생명의 근원은 달리 있다는 것을 의미한다. 즉, 몸은 부모를 통해서 오지만 생명의 근원은 ○계이며, ○계에서 ○적 설계인 '부제도'와 '모좌'에 의해 생성되어 이 세상으로 태어나게 되는 것이다.

'부제도'와 '모좌'는 모든 생명의 어버이라고 할 수 있다. '모좌'는 모母의 성품을 가지고, 몸을 설계하고 운영하고 주도하는 바탕이며, '부제도'는 부父의 속성을 가지며, 몸을 설계하도록 모좌에 동기를 부여하고 운영하도록 불기운을 주는 동력이라고 할 수 있다.

우리는 모두 불타는 몸 즉, '불몸'을 지니고 있다. '모좌'의 설계에 의해 몸(육체)이 구성되고, 몸은 몸좌에 의해 운영된다.

'부제도'는 모좌에 동기를 부여해 몸의 설계가 이루어지게 하며, '불제도'를 통해 몸좌에 실질적인 불기운을 주어서 몸을 불타게 한다.

'몸좌'란 모좌에서 만들어진 몸의 설계를 운영해 생명활동을 하게 하는 바탕을 뜻하며, '불제도'란 몸좌에서 몸이 불타도록 작용력을 주는 제도이다.

모좌에서 부제도에 의해 몸의 설계가 실체화되면 몸이 되며, 부제도가 실제화되어 불제도가 되면 몸을 불태우게 되니 불타는 몸 즉, '불몸'이 된다. 그리고 이 불몸이 다 타고 나면 부제도를 통해 생명의 근원인 ○계의 모좌로 돌아가게 되는 것이다.

이와 같이 모좌와 부제도는 서로 주고받으며 '8' 이렇게 계속 돌아가면서 한 쪽에서는 정보를 조립해 프로그램을 엮어서 짜고, 다른 한 쪽에서는 그 프로그램을 실행해서 풀어낸다. 한 좌에서 풀면 한 좌에서 엮어지고, 한 좌에서 엮으면 한 좌에서 풀어지게 되니 엮으면 살아나고 풀면 사라진다. 이렇게 엮고 푸는 두 좌(바탕)는 서로 꼬이고 휘이고 비틀리며 계속하니 둘이면서 하나인 것이다.

그렇다면 어떻게 제도를 할 수 있는가?

그것은 氣로써 가능하다. 氣는 시간과 공간의 제한으로부터 자유롭다. 氣는 시간과 공간의 제한을 받지 않으므로 氣를 운영할 수 있다면 시공을 초월할 수 있다. 그러므로 氣를 통해 자신의 전생을 읽어내고 수정하고 보완할 수 있으며, 미래를 미리 설계하고 주도해 실행에 옮길 수 있다.

예를 들어, 자신이 전생에서 돌이킬 수 없는 큰 죄를 저질렀다고
하자. 그 죄를 풀어내기 위해서는 우선 자신의 과거 전생을 읽어낼
수 있어야 하고, 그것을 풀 수 있는 방도를 찾아야 할 것이다. 그러나
지금의 자신은 그것을 알아낼 수도 없고, 알았다고 한들 또 어떻게
풀어낼 것인가. 전생으로 돌아갈 수도 없고 풀어낼 길도 없다.

그래서 종교에서는 조건 없는 사랑과 희생을 강조한다. 사랑과 희
생으로써 모든 것을 풀 수 있다고 생각하는 것이다. 하지만 우리의
생명은 하나다. 자신이 저지른 죄에 대하여 희생으로 죄를 소멸할 수
있다고 치자. 그런데 수없이 저지른 전생의 죄를 하나밖에 없는 목숨
으로 모두 소멸시킨다는 것은 불가능한 일이다. 그러나 제도로서는
가능하다. 죄란 우주도리를 역행함으로써 굳어지고 응어리진 기운들
이다.

제도는 전생에서의 죄업을 밝혀내고 합당한 조건을 형성해줌으로
써 죄가 소멸되게 한다.

현실세계에서 일어나는 모든 현상은 기계氣界에서 엮이고 풀리는 것
이 밖으로 드러나는 것에 지나지 않는다. 氣는 우주의 근원이며 본질
인 ○이 스스로를 드러내는 작용이다. 따라서 세상의 모든 것은 ○적
인 문제에서 기인된다고 할 수 있다. 우리가 우주의 근원이며 생명의
본질인 ○을 깨닫고 온전하게 제도할 수만 있다면 모든 죄업을 풀어
내는 것은 물론이고, 세상을 자유자재할 수 있게 된다.

다음은 그동안 내가 했던 제도 중 대표적인 것들이다.

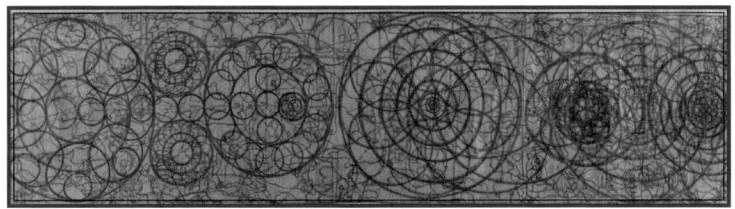

무견의 모좌제도 (가로×세로 : 565㎝ × 150㎝)

이것은 나의 '모좌제도'이다. 수난(?)을 받았던 바로 그 제도이다.

모좌제도는 제도를 한 사람의 영적 바탕을 나타낸 것이다. 이 제도는 마치 우주의 수많은 별들이 어울려서 운행되는 모습을 연상케 한다.

우리는 모두 우주근원에서 비롯되었으며 그 운동성에 따르는 것이다.

무견의 부제도 (가로×세로 : 340㎝ × 20㎝)

이것은 내가 제도한 '부제도' 중의 하나이다.

영적 바탕인 모좌의 정보는 이러한 '부제도'를 통하여 풀어지면서 세상에 구현된다. 부제도는 여러 형태로 나올 수 있는데, 나는 이 외에도 여러 점의 부제도를 했다.

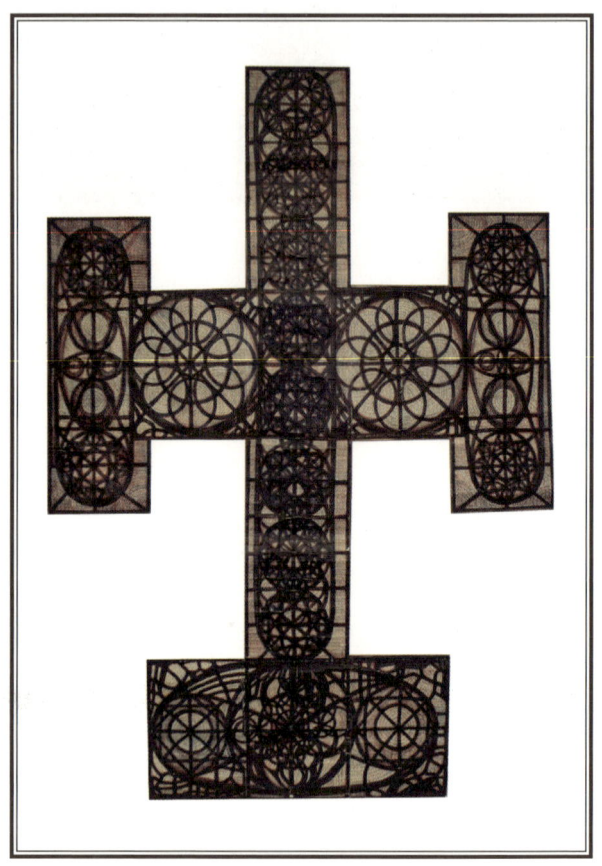

무견의 주좌제도 (가로×세로 : 130cm × 180cm)

이것은 나의 '주좌主座제도'이다.
　주좌제도란 자기의 주체를 주관하고 주도하는 바탕이 되는 좌를 나타내는 제도이다.

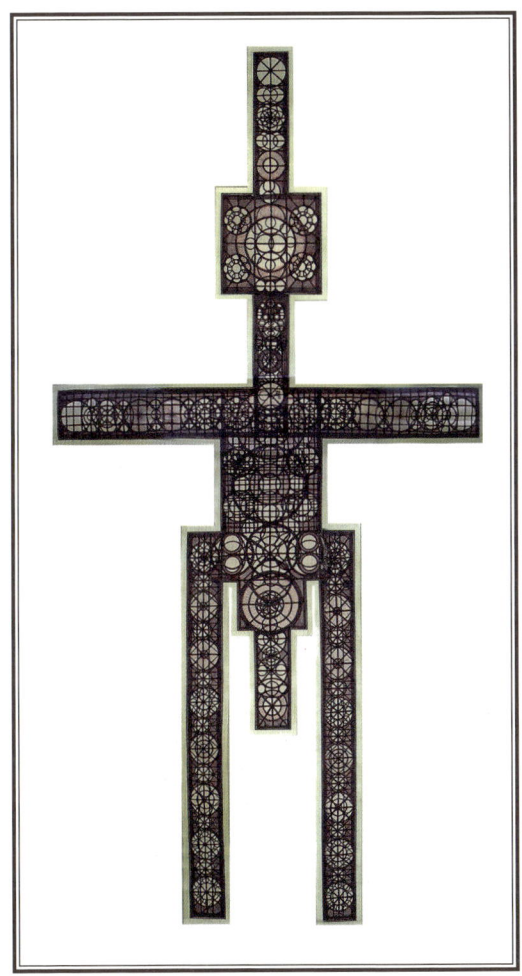

무견의 몸좌제도 (가로×세로 : 266cm × 590cm)

이것은 나의 '몸좌제도'이다.

이 제도는 인체의 모습을 하고 있는데, 그것은 이 제도가 몸의 설계도이기 때문이다.

겉으로 드러나 보이는 모습은 본 모습이 아니다. 이처럼 제도로써 표현된 것이 우리의 본 모습이다. 이 제도는 머리와 몸통과 팔 다리가 매우 조화롭게 표현되어 있다. 그런데 특이한 것은 머리에 위(하늘)로 향하는 길이 있으며, 다리사이에도 아래(땅)로 향하는 길이 있다는 것이다. 인간은 하늘과 땅의 성품을 모두 가지고 있으면서 그 둘을 이어주고 교류하는 역할을 하고 있다. 이 제도에서 보듯이 우리 인간은 하늘과 땅 사이에서 하늘의 뜻을 세상에 펴고, 세상의 운영을 하늘에 전하는 존재인 것이다.

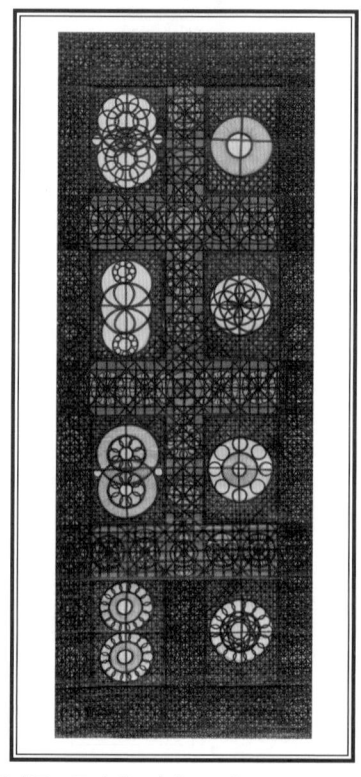

무견의 계자동조종좌제도 (가로×세로 : 130cm ×338cm)

이 제도는 나의 ○계좌인 '계자동조종좌 제도'이다.

직사각형의 틀 속에 여덟 개의 문이 있는 것은 8방을 관리하는 좌를 의미하며, 제도의 중심에 위로 통하는 '丰'와 아래로 통하는 '丰'가 결합된 '丰' 이것이 자리 잡고 있는 것은 ○계와 세상이 하나로 통하게 되었다는 것을 의미한다.

앞서 말한 바와 같이 나는 ○계좌를 득하는 공부로 '계자동조종좌' 공부를 선택했다. 그런데 스승님께서는 '계자동조종좌'를 이루면 '주계조종좌'는 그것에 포함된다고 하셨다. 즉, '주계조종좌'를 운영하기 위한 바탕이 '계자동조종좌'인데 이 제도에서 그것을 볼 수 있다. 1994년에 완성된 이 제도가 나의 마지막 제도였으며, 이것을 가지고 구례 화엄사에 가서 기대사氣代謝를 함으로써 모든 제도를 완료하였다.

제도의 세계!

앞의 제도에서 보듯이 제도는 사전에 어떠한 구상이나 상상도 하지 않은 상태에서 그려진 것이다. 단지 나를 통해 발현되는 우주자성을 따라 그린 것이다. 이 우주에는, 아니 우리의 내면에는 우주적 지혜와 질서가 암호와 같은 상태로 이렇게 내재되어 있는 것이다. 나는 제도의 세계야말로 인간이 새롭게 열어나가야 할 우주궁극의 영역領域이라고 생각한다.

비품의 세계

무형의 세계를 유형의 실재하는
세계로 구현해내는 통로이며,
'태'가 되는 것이 비품이다.
비품은 氣를 운영하기 위한
'氣틀'이라고 할 수 있다.

9

비품의 세계

　제도란 집을 짓기 위해 설계를 하는 것과 같다. 설계를 제대로 해야 집을 지을 재료와 조건이 정해진다. 마찬가지로 제도는 먼저 제도의 목적이 있어야 하며, 주도하는 군群이 있어야 하며, 전체적으로 유기적인 조합을 이루어야 한다. 유기적 조합이 없으면 제도가 아니다.
　이는 자동차 부품을 잔뜩 쌓아놓는다고 저절로 자동차가 되지 않는 것과 같은 이치이다. 그것은 단지 자동차 부품의 집합체일 뿐이다. 부품들이 설계도에 따라 제대로 조립되어 자동차로서 역할을 할 수 있어야 자동차라 할 수 있다. 이와 같이 제도는 목적에 맞는 영적 정보들을 수집, 조합하여 도리에 맞게 잘 설계해야 제도로서 가치를 갖게 된다.
　설계를 하는 것은 집을 짓기 위해서이다. 집으로 완성되지 않은 설계도는 제 역할을 다하지 못한 것이다. 다시 말해 설계란 의미의 세계이며 아직 실제화 되지 않은 상태이다. 이 무형의 세계를 유형의 실재하는 세계로 구현해내는 통로이며, '태'가 되는 것이 비품이다.

비품은 氣를 운영하기 위한 '氣틀'이라고 할 수 있다.

우리는 물질세계에 살고 있으므로 물질계의 법칙에서 벗어날 수 없다. 따라서 물질을 최소로 써서 에너지를 최대화할 수 있다면 가장 합리적이고 효율적일 것이다.

스승님께서 한참 비품공부를 하실 때, "1㎤의 비품으로 이 세상을 자유자재 하실 수 있습니다."라는 기술말씀이 나왔다고 하셨다.

스승님께서 1㎤의 비품으로 이 세상을 자유자재할 수 있다고 하신 것은 우주의 본질인 빛 그 자체가 될 수 있다는 것을 의미하는 것이라 하겠다.

비품을 지정하고 제작하여 쓰는 데는 다음과 같은 기본 원칙이 있다.

첫째, 위험하지 않아야 하고, 제작이 용이해야 하며, 다루기에 부담스럽지 않아야 한다. 또한 최소 비용으로 제작 가능해야 하고 조종이 용이해야 한다.

둘째, 비품은 수량형질數量形質을 제대로 갖추어 제작해야 한다. 비품은 제도를 실재화하는 데 적합한 통로의 역할을 할 수 있어야 한다. 제아무리 잘 만들었어도 비품으로서의 기능을 할 수 없는 것이라면 아무 쓸모없을 뿐 아니라, 氣를 틀리게 운영하게 되어 오히려 탈을 일으키게 된다. 따라서 비품은 그 설계된 제도를 구현하기 위한 '氣틀(氣를 조종하는 틀)'로서 합당한 수량형질을 갖추어야 한다.

마지막으로 가장 중요한 것은 그것이 비품으로서의 역할을 할 수 있도록 '명命'을 부여하는 것이다. 형상을 제대로 갖추어도 거기에 생명을 불어넣지 않으면 생명체가 되지 않는다. 수량형질을 잘 갖추었다고 모두 그 역할을 할 수 있는 것이 아니다. 쓸 수 있도록 기운을 불어넣는 명命을 부여해야 비품으로서의 기능이 제대로 발휘된다. 비품에 명을 부여한다는 것은 창세기의 '여호와 하나님이 흙으로 사람을 지으시고 생기를 코에 불어넣으시니 사람이 생령이 된지라'라는 말씀과 같은 의미로 보아도 좋을 것이다.

비품은 어떤 일을 처리하기 위한 '氣조종용품'으로서 필요한 경우도 있다.

우리가 어떤 일을 할 때 물질을 직접 쓰기도 하지만 차원이 높아질수록 氣를 쓰고 에너지를 쓰며 파동을 쓰게 된다. 에너지 파波를 계속 보내면 물질세계에 그 영향이 드러난다. 이러한 예를 양파 실험에서 쉽게 볼 수 있다. 양파를 물이 든 컵에 넣어놓고 사랑하는 마음으로 양파가 잘 자라기를 바라면 다른 것보다 월등히 잘 자라는 것을 볼 수 있다. 이것은 사랑이라는 파를 쓴 것이다. 여기서 만약에 사랑이라는 파동을 낼 수 있는 물질로 대체한다면 그 대상에 대해 계속 마음을 쓰지 않아도 된다. 즉, 비품으로 대리해 파를 내게 함으로써 목적하는 바를 이룰 수 있게 되는 것이다. 이런 비품은 오히려 감정 기복이 심한 사람보다 더 확실하게 한결 같은 파를 계속 보낼 수 있다. 이런 법칙을 깨닫고 비품을 자유자재로 쓸 수 있게 된다면 우리는 완전히 차원이 다른 세상에서 살 수 있게 된다. 물론 이런 세계는 먼저 모든 사물에 대한 물성物性을 바르게 파악하고 터득해야만 가능하다. 세상은 대단히 복잡한 것 같지만 氣를 운영하고 조종하는 차원의 세계에서 보면 그렇게 복잡하지도 어렵지도 않다.

　스승님께서는 이를 위해 온갖 것으로 비품을 만들어서 氣를 운영하고 조종하는 실험을 하셨고 그 결과를 확인하셨다. 구름과 비와 같은 자연현상은 물론이거니와 식물, 동물 그리고 지기地氣조종에 이르기까지 그 대상과 방법은 매우 광범위했다. 이렇게 氣를 운영해서 무엇을 하고자 한 것인지 당시에는 짐작조차 어려웠다.

　지금부터 내가 공부 진행 중에 운영했던 비품들을 보면서 그 의미를 살펴보기로 하자.

　내가 처음 좌제도 공부를 시작할 때, 스승님께서 은구슬 7개를 만들어 태를 삼아 공부를 하라고 하셨다는 것은 앞서 언급한 바 있다.

　은구슬을 운영하면서부터 제도가 나오기 시작했고, 그 제도가 마무리 되면 스승님께서는 다음 비품을 지정해 주셨다. 좌제도 지도를 위한 첫 비품인 은구슬 7개는 다음 비품을 만드는 데 녹여서 사용했다. 그 다음 비품이 지정되면 그때까지 운영하던 비품을 녹여서 만들었다. 이런 식으로 최초의 비품이었던 은구슬 7개는 총 8가지의 형태로 계속 변화해 갔다.

　그래서 장고 형태의 마지막 비품을 만들었을 때는 앞서 운영했던 비품은 하나도 남아있지 않았다. 그렇게 은구슬 7개로 시작된 비품은 공부 진행에 따라 다른 형태의 비품으로 계속 변화해갔다.

　내가 운영한 비품은 각각의 모양과 형태가 고유한 상징성을 지니고 있고, 더불어 진행의 연속성을 잘 보여준다. 즉, 비품의 모양이 바뀌면서도 일관성과 연속성을 가지고 좌를 이루기 위하여 계속되었다는 것이다.

지금부터 내가 운영했던 비품들을 하나하나 소개하기로 한다.

다음에 나오는 사진들의 왼쪽은 '계자동조종좌' 공부를 위해서 지정된 비품 사진이고, 오른쪽은 비품의 의미와 통하는 세상 물질 또는 현상이다.

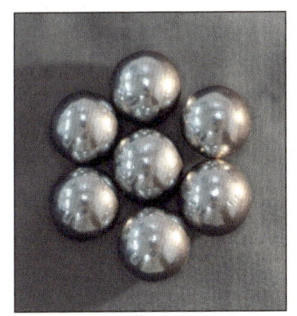

비품1

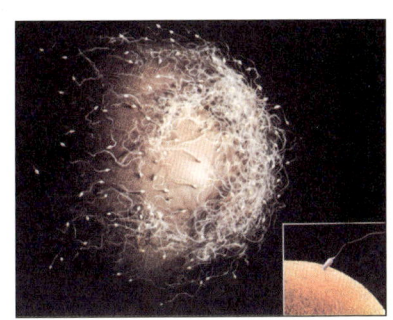

(1-1) 난자에 정자가 몰려든 모습

왼쪽의 은구슬 7개는 '계자동조종좌' 공부를 위해 처음 지정되어 운영한 비품이다. 세상은 입체를 이루는 가로 세로 높이의 세 축軸과 여섯 개의 극極을 기본으로 구성되어 있다. 그래서 가장 자연스러운 상태에서의 눈雪도 육각형이고 물도 육각수이다. 따라서 '6'은 세상 수이며 '7'은 세상을 주도하는 수이다.

모든 생명체는 알에서부터 시작한다. 나의 비품이 알과 같은 형태의 구슬에서 시작했다는 것은 영적 탄생을 위한 새로운 시작을 의미하는 것이다.

(1-1)은 난자에 정자가 몰려가서 붙어있는 모습이고, (1-1)의 오른쪽 하단 그림은 정자가 난자의 벽을 뚫고 들어가는 모습이다.

제1부 수행의 길로

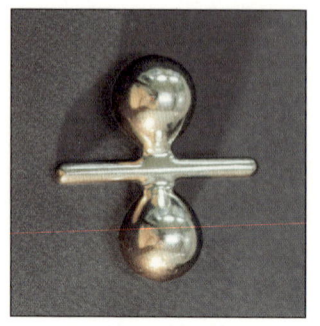 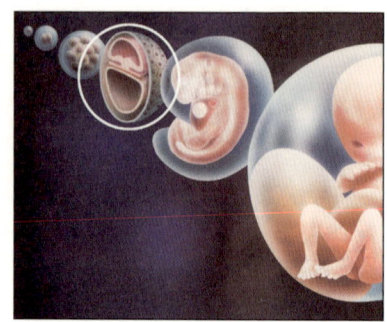

비품2   (2-1) 수정란이 인체가 되어가는 과정

비품2는 두 번째로 운영한 비품이다.

이 비품은 횡축橫軸을 중심으로 상하의 두 모습으로 분리되어 있다. 이것은 수정란이 인체로 성장해가는 과정에서 무형의 정보를 담당하는 머리 부분과 유형의 물질을 담당하는 몸통의 두 부분으로 분화되는 모습과 같다. 오른쪽 그림 (2-1)은 몸의 생성 과정을 나타낸 이미지인데, 원으로 표시한 부분이 이 비품과 유사함을 알 수 있다.

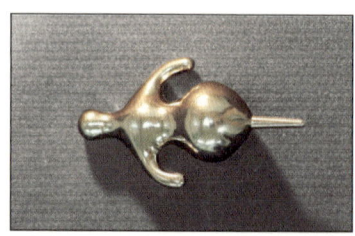 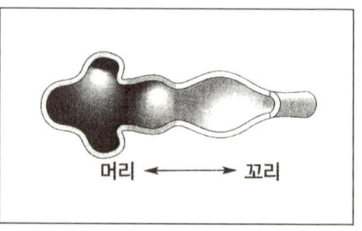

비품3   (3-1) 배아의 뇌 생성

비품3은 세 번째로 운영한 비품이며, 오른쪽 그림 (3-1)은 뇌가 생성되는 과정 중의 한 모습이다. 우리 몸에서 제일 중요한 것은 모든 정보를 관리하고 운영하는 뇌이다. 비품3은 뇌의 발생 과정 중에 나타나는 모습과 같다.

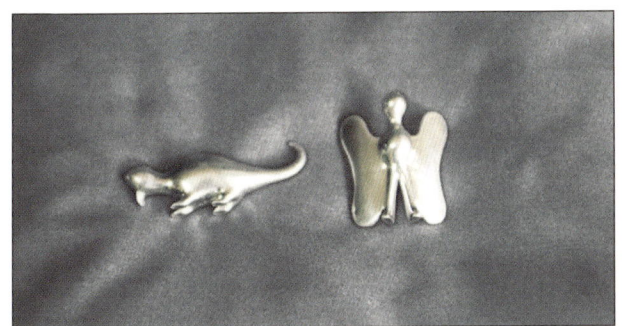

비품4

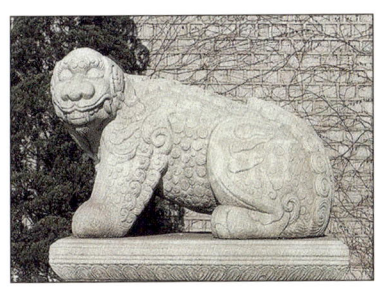 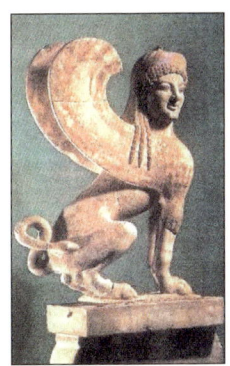

(4-1) 해태   (4-2) 스핑크스

비품4는 네 번째로 운영한 비품으로서 7종 이상의 동물 조합상이다. 왼쪽 (4-1)은 해태상인데, 정의를 수호하는 동물 또는 화재나 재앙을 물리치는 신수神獸로 간주되었다고 한다. 해태는 기린처럼 생긴 머리에 외뿔이 돋아있고, 발톱은 둘로 갈라져 있으며, 푸른 비늘이 온몸을 덮고 있다고 한다. 오른쪽 (4-2)는 '스핑크스의 수수께끼'로 유명한 스핑크스인데 그리스 신화에 등장하는 괴물이다. 스핑크스는 아름다운 얼굴과 유방이 있는 가슴을 가지고 있는 여성으로 사자의 몸에 날개가 달린 모습으로 표현되었다. 이들은 모두 여러 종의 조합으로 만들어진 존재들이다.

태중에 있을 때 태아는 인류가 수백만 년간 진화해온 과정을 모두 겪게 된다. 즉, 미생물에서 포유류까지 이르는 진화 과정을 거치게 된다.

생명체는 진화 과정에서 정보를 조합하는데, 그 과정에서 돌연변이가 일어나기도 한다. 진화란 본래 기존의 틀에서 벗어난 돌연변이에서 비롯된다. 그래서 진화의 과정에서 대부분 돌연변이가 나타나게 되며, 그러한 과정을 통해 극적인 발전을 이루게 된다. 바다의 생물이 뭍으로 올라와 살게 되는 것은 극적인 자기변화이다. 극적 변화 없이는 극적인 진화도 이루어지지 않는다. 신화에서 반인반수半人半獸의 모습이 많이 보이는데, 그것은 진화를 위한 정보조합의 현상이다. 그것은 인간에게서 신성이 발휘되는 진화 과정 중에 일어나는 것을 상징적으로 보여주는 것이다.

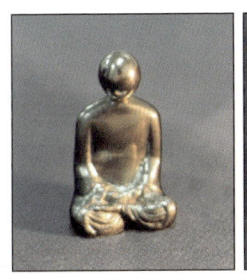 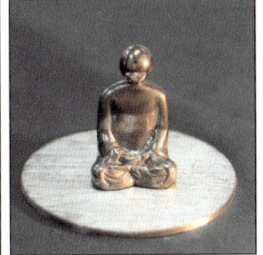 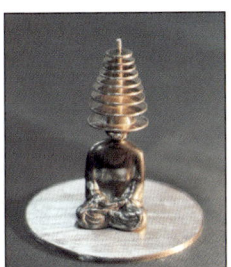

비품5　　　　　　　비품6　　　　　　　비품7

　비품5는 다섯 번째로 운영한 비품이다.

　이제 비로소 완성된 인간의 모습을 갖추게 되었다. 이는 단군신화에서 곰이 인간이 된 것과 같은 의미이다.

　비품6은 여섯 번째로 운영한 비품이다.

　이것은 은으로 만든 둥근 원판 위에 앉아있는 좌상의 모습이다. 원판 위에 있다는 것은 세상에서 운영할 바탕(터전)을 갖게 되었음을 의미한다.

　비품7은 일곱 번째로 운영한 비품이다.

　이 비품을 보면 좌상의 바닥에는 둥근 원판이 놓여있고, 머리 위에는 9층탑을 마치 모자와 같이 쓰고 있다. 모자는 영적인 세계를 의미한다. 탑은 하나하나 쌓아올려서 이루어가는 것을 뜻하며, 숫자 '9'는 수 중에서 가장 높은 수로서 완성수를 의미한다. 이렇게 볼 때, 깔고 앉은 좌판은 '세상좌'를 의미하며 머리 위에 모자처럼 쓰고 있는 9층탑은 '○계좌'를 상징한다. 이는 고도의 수행을 통해서 영적 차원을 높여가는 것을 의미한다.

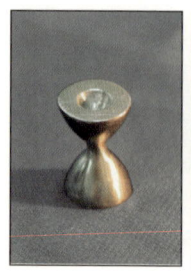 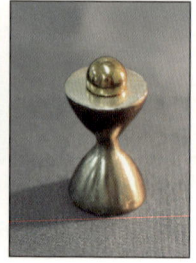 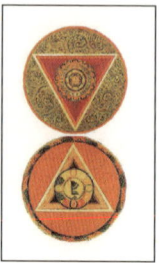 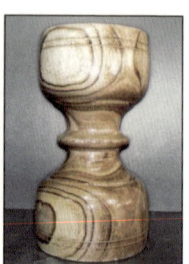

비품8　　　　(8-1) 상승 하강 만다라　　(8-2) 장구통

　비품8은 여덟 번째로 운영한 비품이다. (8-1)은 상승 하강 만다라이고, (8-2)는 장구통이다. 상승 하강 만다라는 상하가 하나로 연결되어 교류되는 모습이고, 장구는 양면을 바꾸어가면서 치는 국악기이다.

　이 비품은 전체적으로 '8' 이와 같은 모양으로서 두 세계가 하나로 어울려 교류하면서 운영되는 모습이다. 이 비품은 유형有形의 '세상좌'와 무형無形의 '○계좌'가 분리되지 않고 하나로 이어져서 운영되는 것을 상징한다. 나는 운영 목적에 따라 금구슬, 은구슬, 동구슬, 수정구슬 등을 이 비품 위에 올려놓고 氣를 운영하곤 했다. 이무렵 실제로 나는 스승님의 지도로 장구 위에 올라앉아서 몇 시간씩 명상도 하고 氣운영도 했었다.

　여의如意는 뜻한 바가 그대로 이루어지는 것이다. 우리가 유형과 무형, 의미의 세계와 실제의 세계를 하나로 연결해서 자유자재할 수 있다면 이 세상에서 못할 것이 없을 것이다. 나의 여덟 번째 비품이 이런 모양을 갖추게 된 것은 이 비품을 통하여 ○계의 의지를 세상에 구현해 내고, 세상에서의 깨달음을 ○계로 돌릴 수 있게 된다는 것을 의미한다.

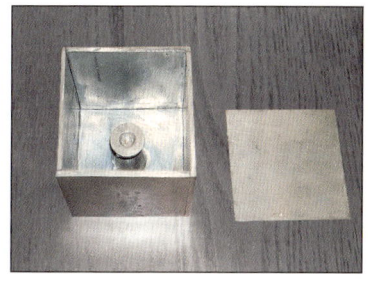 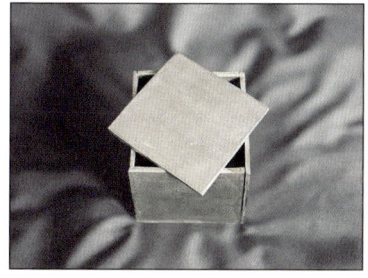

비품9

이것은 마지막 아홉 번째의 공부 과정에서 운영한 비품이다.

장구 모양의 비품이 주석으로 만든 통에서 운영되고 있는 모습이다. 육면체의 통은 완벽한 물질세계를 의미하는 것으로 우리가 사는 집과 같다. 이는 온전한 세상 바탕 위에서 좌를 운영하게 되었다는 것을 의미한다.

여기서 비품 운영을 종합적으로 정리해보기로 하자.

앞서 설명한 바와 같이 나의 비품 운영은 아주 놀라운 현상을 보여준다. 비품의 변화 과정을 자세히 살펴보면 일관성이 있음을 알 수 있는데, 그것은 생명체의 발생 및 진화 과정과 궤를 같이하고 있다는 것이다.

첫 번째 비품은 '알'의 모습이다. 아무리 큰 나무도 그 시작은 작은 씨에서부터 시작되며, 선인도 악인도 하나의 알에서부터 시작되고, 이 광대무변한 우주도 '우주 알'에서부터 시작했다.

두 번째 비품은 수정란이 분화하는 과정 중에 나타나는 모습으로 머리와 몸통으로 분화하는 모습이다.

세 번째 비품은 뇌의 발생 과정에서 나타나는 모습이다. 왼쪽은 전

뇌, 중간부분은 중뇌, 오른쪽은 후뇌에 해당하며, 꼬리처럼 보이는 부분은 척수에 해당한다.

네 번째 비품은 '동물의 조합상'과 '날개달린 천사의 상'이다. 나는 이 동물의 조합상을 만들 때 일곱 가지 동물의 특징들을 조합해 만들었다. 선악을 분별해 악한 자를 응징한다는 전설의 동물 해태(해치)도 여러 동물의 조합상이며, 옛 이집트 유적에서 볼 수 있는 스핑크스도 마찬가지다. 진화, 발전을 위해서는 고도의 정보 조합이 필수적이다. 특히 신화에 등장하는 반인반수의 모습들은 이와 같은 것을 의미한다.

모든 생물의 진화 과정에는 돌연변이 현상이 발생한다. 돌연변이가 환경에 적응하지 못하면 도태되고, 잘 적응하면 극적인 진화를 하게 된다. 수도에 있어서도 반드시 이런 과정을 겪게 된다. 이것을 잘 극복하면 크게 도약할 수 있고 이기지 못하면 추락하고 만다.

다섯 번째 비품은 '좌상坐像'이다. 비로소 한 인간의 모습을 갖춘 형태이다. 이 비품은 단순히 한 인간을 표현한 것이 아니라 수행을 통하여 완성된 자의 모습을 보여주고 있다.

여섯 번째 비품은 좌상이 원형의 바탕 위에 좌정하고 있는 모습이다. 이제 세상의 바탕을 갖추고 운영할 수 있게 된 것이다.

일곱 번째 비품은 좌상이 머리 위에 9층탑을 이고 있는 모습이다. 탑은 올라가는 것이고 이루어가는 것이며 진화하는 것을 의미한다. 우리 인간은 염원하는 바를 하늘에 고하고 기원할 때, 단을 쌓아 제를 올리고 나아가서 탑을 쌓아 정성을 다한다. 탑은 인간이 신의 세계에 닿고자하는 염원의 표현이다. 그리고 탑의 또 다른 의미는 수도를 해서 도수를 높여가는 것이다.

　절에 가면 사천왕상이 있다. 그 사천왕 중 서쪽의 광목천왕廣目天王은 한 손바닥에 탑을 올려놓고 또 한 손에는 깃발을 들고 있다. 그 의미는 수도를 함에 있어서 무모하고 무리하게 해서는 안 되며, 마치 탑을 쌓듯이 한 단계 한 단계 쌓아 올라가야 하고, 최정상에 도달했을 때 비로소 승리의 깃발을 꽂아야 한다는 것이다.

　동양사상에서 '9'라는 수는 완성수를 의미한다. 따라서 9층탑은 세상에서 이룰 수 있는 완성단계의 최고 경지를 의미한다고 볼 수 있다. 좌상이 깔고 앉은 좌판을 '세상좌'라 한다면 9층탑은 '○계좌'를 의미한다고 할 수 있다.

　여덟 번째 비품은 국악기의 하나인 장구를 세워놓은 모양과 같다. 이 모양이 갖는 의미는 상하에 각각의 운영 바탕이 있는데, 그 둘은 분리되지 않고 '8' 이렇게 서로 상하가 하나로 꼬여서 돌아가고 있는 형상이다. 즉, 두 개의 완성된 좌를 겸하여 운영하고 있는 것이다. 또한, 모든 것을 통합하고 있는 '절대계'와 '상대계'가 운영되고 있는 모습이기도 하다. 상대계에서의 모든 작용과 생병현상은 그 어느 것도 여기에서 벗어나지 않는다.

　이런 비품운영은 약 2년여에 걸쳐 진행되었다. 1988년 12월, 장구 모양의 비품을 끝으로 드디어 나는 좌제도 지도를 위한 비품공부를 완료했다.

　그리고 마지막 아홉 번째 비품, 육면체의 주석통은 앞의 장구 모양의 비품을 넣어서 운영하고 있는 모습이다. 육면체의 통은 물질세계를 의미한다. 이는 온전한 세상 바탕 위에서 좌를 운영하게 되었다는 것을 의미한다. 나는 이 통을 가지고 세상 영들을 다스리는 일을 했다.

이 후에도 내가 운영한 비품은 아주 많은데 그 중 대표적인 두 가지를 소개하겠다.

이 비취팔찌는 내 삶의 방향을 바꾼 비품이다.

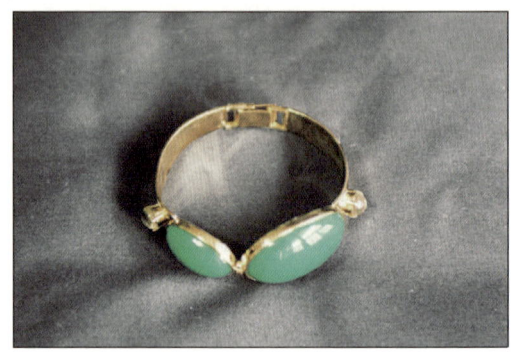

비취 팔찌

스승님께서는 1993년 10월에 내게 비취를 넣은 팔찌를 비품으로 지정해 주셨다. 동으로 만든 틀에 비취 두 개를 마치 안경알처럼 양쪽에 하나씩 넣고 양쪽 옆에는 수정구를 하나씩 넣었다. 수정구는 스승님께서 일본 氣운영 중에 구해오신 것인데 내 비품에 쓰라고 내어주셨다.

이 비품 운영 후 내 활동 영역이 크게 확장되기 시작했다. 이 팔찌를 차고 운영하면서 스승님의 명으로 김기원, 한명렬, 문진○와 함께 인도와 티베트를 다녀오게 되었다. 티베트에서는 문진○ 박사의 도움으로 승왕 달라이 라마를 접견하는 등 많은 티베트 정부 인사들과 교류를 나눴고, 인도에서도 많은 정신적 지도자들과의 만남이 있었다. 이를 계기로 인도에서 한국, 인도, 티베트 합동으로 제도전시회를 열기도 했다.

이 비품은 주도력 보조를 위한 목걸이다.

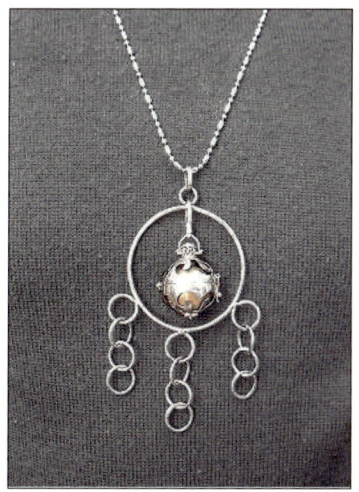

티타늄 목걸이

1998년 3월, 스승님께서는 내게 주도하는 氣를 보조하기 위한 것이라며 티타늄 목걸이를 비품으로 지정해 주셨다. 큰 원 하나에 작은 원들을 세 줄로 엮어서 연결한 것이었다. 나는 큰 원 안에 그때그때 필요한 비품을 넣어서 운영했다.

그런데 이 비품을 제작하는 것이 여간 힘든 일이 아니었다. 우선 당시에는 티타늄을 다루는 곳이 별로 없었다. 티타늄은 2000도 이상의 고온에서 녹는 금속이어서 보석을 세공하는 곳에서도 다루지 않았다. 당시만 해도 그런 금속을 다루는 곳이 거의 없었다. 보석 가공을 하던 내 친구도 이것만큼은 할 수 없다고 했다. 모든 걸 다 만들어 낸다는 청계천에서도 할 수 있는 데가 없었다. 그래서 영등포의 공단 주변의 상가와 공장들을 샅샅이 뒤져서 기어이 한 곳을 찾아냈다. 한 개를 만든다고 하니 할 수 없다는 것을 조르고 졸라서 만들었다. 그때의 기쁨은 말로 형언하기 어려울 정도였다.

  목걸이는 목에 거는데 비품이 위치하는 곳은 중단전이 된다. 중단전은 몸의 중앙에서 상하, 좌우, 전후를 두루 돌려주는 곳이다. 그래서 주도하는 기운이 필요할 때는 주로 목걸이로 운영한다. 이 비품은 지금도 한 번씩 걸고 운영하고 있다.

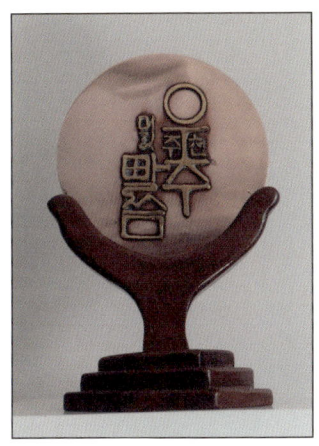

동경(銅鏡)

위 동경은 세상을 조종하는 태로서 제작, 운영한 비품이다.

1991년 2월, 나는 큰스승님께 이 동경銅鏡을 비품으로 지정받아 운영한 적이 있다. 전면에는 우주의 근본도리를 상징하는 표를 금으로 만들어 부착하고, 뒷면에는 은, 동, 주석으로 만든 세상 모습인 이것을 부착하여 운영했다.

거울은 예로부터 신성한 신물로, 통치자의 상징으로 여겼다.

큰스승님의 자동기술에 '나는 거울과 거울 앞에 선 자이니'라는 말씀이 있다. 그것은 이 우주가 허상과 실상이 어우러져 하나를 이루고 있다는 것을 의미한다. 궁극의 자아인 절대자와 절대자에게 비춰지는 자아가 결국 하나라는 것이다. 보는 자도 보이는 대상도 결국 하나라는 것이다. 이런 의미를 확대해 보면 자신에게 보이는 모든 사물

제1부 수행의 길로

이 자기의 비춰진 모습이라는 것을 알 수 있다. 하지만 어리석은 사람은 개가 거울을 보고 짖는 것을 비웃으면서 정작 자기에게 보이는 대상이 자기 자신의 모습이라는 것을 모른다. 자기 앞에 보이는 사물들과 현상들이 자기 자신의 드러난 모습임을 알아차린다면 자기를 다스림에 모자람이 없을 것이다.

우리는 거울 속에 비친 모습을 보고 자신을 살피고 가다듬는다. 거울은 타인의 눈이 아니라 자신의 눈으로 자신을 볼 수 있게 한다. 이렇게 거울을 통해서 자신을 볼 수 있는 것은 거울이 반사하기 때문이다. 거울은 항상 자기를 비워놓고 자기 앞에 서는 자를 거짓 없이 반사해준다. 거울이 이런 반사기능이 있으므로 거울을 앞뒤에 놓고 그 사이에 서있으면 자기가 끝없이 반사되는 것을 볼 수 있다. 이런 거울의 반사기능을 수련에 응용할 수도 있다. 다만, 자칫 혼란을 줄 수도 있기 때문에 반드시 지도를 통하는 것이 좋다.

이 외에도 내가 비품으로 쓴 것은 오메가 손목시계, 검劍 등등 다 기억하지 못할 정도로 많다. 그 모든 것이 수행과 세상 운영에 필요한 기운을 보조해 주었다.

스승님께서 모좌에 드신 후 어느 날, 꿈에 스승님께서 찾아오셨다. 가로 세로 1m 정도에 높이 한자 정도 되는 큰 서랍처럼 생긴 가구에 온갖 형태의 비품들을 가득 채운 것을 주시면서 "앞으로 사람들을 지도하려면 비품이 많이 필요할 것이니 잘 쓰도록 하세요."라며 내게 주셨다.

해인의 진실

제자를 아끼시는 마음에 꿈에까지 나오셔서 비품을 주시며 지도해 주신 스승님 덕분일까? 지금 나는 많은 이들에게 필요한 비품들을 지정해 주고 있는데 쓰는 사람에 따라, 운영 목적에 따라, 공부의 진행 과정에 따라 각각 다른 비품들을 지정해 주고 있다. 그런데 내가 생각해도 절묘할 정도로 다양한 비품들이 도리에 맞게 정해지고 있다.

비품은 목적에 맞지 않으면 그 힘을 보조할 수 없을 뿐만 아니라 오히려 탈이 될 수도 있다. 그러므로 사물이 지닌 고유한 성질을 알아야 하고, 그것을 도리에 맞게 제작할 수 있어야 하고, 더하여 그 비품을 목적에 따라 쓸 수 있도록 명할 수 있어야 한다. 이렇게 보면 비품 공부는 결코 쉬운 공부가 아닌 것이다.

통 속에서
세상을 주무르다

'참나'는 육신에 갇혀 있는
초라한 '나'가 아니라
무한하게 확대되기도 하고
무한하게 수축되기도 하는,
그야말로 개체성과 전체성을
동시에 지니고 자유자재하는
'하나'임을 깨닫게 된 것이다.

통 속에서 세상을 주무르다

스승님께서 제자들을 가르치시는 방법은 독특했다. 한마디로 말해서 정해진 틀이 없었다. 학교 수업의 커리큘럼처럼 제1과 끝나면 제2과 이어서 제3과 하는 식으로 진행되는 것이 아니었다. 그것은 사람마다 각기 그 바탕과 틀과 성향이 다르고 능력과 재능이 다르기 때문이었다. 간혹 그룹 단위로 같은 공부 조건을 받는 경우도 있기는 했지만, 대부분의 경우 스승님께서는 개개인에게 각각의 수련 조건을 내주셨다.

그 수련 조건이란 것이 참 재미있다. 흔히 수련 조건이라면 매우 어려운 것이리라 생각하겠지만 꼭 그렇지는 않다. 어떤 때는 열무나 보리 같은 식물의 씨를 싹 틔워 먹는 것일 수도 있고, 어떤 때는 씨앗을 넣은 방석을 깔고 앉아서 공부하는 것이 조건이 되기도 했다. 심지어 일정기간 식사를 하지 않고 술만 마시는 것이 수련 조건이 된 경우도 있었다. 때로는 제한하여 어디에 가두기도 하시고, 때로는 지정하는 곳으로 氣운영을 명하기도 하셨다. 그때그때 제자의 공부 단계에 맞춰진 조건들이었다.

1988년 봄 어느 날, 스승님께서는 내게 다음과 같은 수련 조건을 주셨다.

"나무로 좌통을 만들어 그 안에 들어가서 72시간 동안 나오지 말고 공부하십시오. 통의 크기는 전후좌우가 양 팔꿈치를 넘지 않게 하고, 높이는 앉아서 손바닥을 위로 뻗어 올렸을 때 닿을 듯 말듯 한 높이면 됩니다."

좌통이란 집중 수련을 위한 네모난 형태의 통을 말한다.

나는 수련 조건이라면 언제라도 신이 났다. 스승님께서 주신 조건을 그대로 실행하는 것이 쉽지 않으리라는 것은 충분히 짐작하고도 남았지만 이런 공부를 할 기회가 어디 쉽게 얻어지는 것이던가.

스승님께 감사의 말씀을 드리고 집으로 돌아오자마자 바로 좌통 제작에 들어갔다. 각목과 합판을 구해서 도장이 있는 건물 옥상으로 올라갔다. 당시 나는 도장에 딸린 단칸 전세방에서 아내와 어린 딸과 함께 살고 있었다. 좁은 방에는 좌통을 들여놓을 공간이 없었다. 마침 그 건물에 옥상이 있어서 그곳에서 수련하기로 했다.

몸으로 치수를 재어가면서 만들어 놓고 보니, 가로 세로 석자에 높이는 넉자를 넘지 않는 정도의 크기에 마치 세워놓은 뒤주와 비슷한 작은 통이 만들어졌다.

다음 사진의 수련통은 그로부터 약 20여년 후에 만든 것으로서 당시 내가 만들었던 통보다 폭과 깊이가 한자 정도 크고, 목재도 당시에 나는 합판으로 만들었는데 이것은 핀란드 수입목으로 만든 것이다.

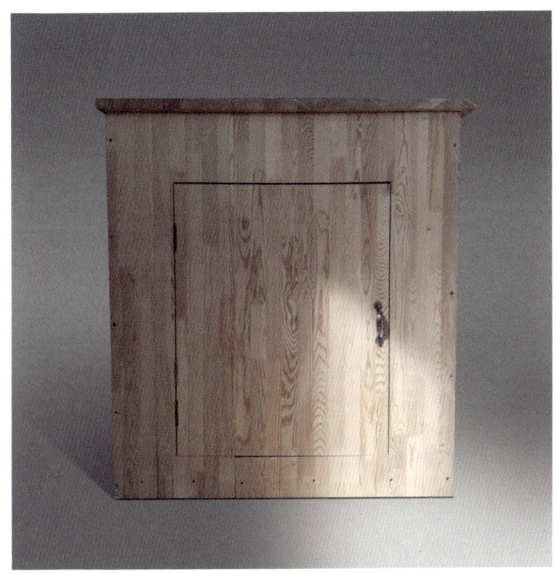

수련통

 옥상 한쪽에 자리를 정하여 통을 놓은 다음 그 안에 들어가서 앉아 보았다. 문을 닫고 보니 통 속은 생각보다 더 작았다. 양 팔을 펼 수도 다리를 뻗을 수도 없다. 이 작은 통속에서 3일 밤낮을 버틸 수 있을까 은근히 걱정이 되었다. 하지만 새로운 시도에 대한 기대와 호기심은 나를 설레게 했다.
 이제 들어가면 3일 동안은 일체 출입을 할 수 없을 것이므로 아내에게 수발을 들어 줄 것을 부탁했다. 식사는 단식을 하면 되지만 물은 먹어야 하고 대소변 처리도 해야 하기 때문이다. 아내의 눈에 눈물이 그렁그렁했다. 그런 모습을 보니 공부에 매진한답시고 무엇 하나 제대로 해준 것이 없다는 생각에 가슴 한편이 저려왔다. 아내에게 미안한 마음을 전하자 아무 걱정하지 말라며 싱긋 웃어주었다. 아내의 손을 한 번 잡아주고 나서 간편한 복장에 방석과 요강을 챙겨서 옥상으로 올라갔다.

각오를 단단히 하고 통 속에 들어가서 안으로 문을 걸어 잠갔다. 요강을 한쪽 구석에 놓고 자리를 정해 앉았다. '이 통 속에서 한번 크게 통해 보리라.' 작심을 하고 시작하였으나 욕심 때문인지 쉽게 집중이 되지 않았다. 오히려 잡념이 끊이지 않고 사지가 쑤셔왔다. 다리를 펴려고 해도 펼 수가 없었다. 좁은 통은 다리를 펼 만큼의 공간도 허락되지 않았던 것이다. '이제 고작 한 시간을 넘기지 않은 것 같은데 이렇게 힘이 드니 어떻게 3일을 버텨낼 것인가.' 속으로 은근히 걱정이 되었다. 그러나 '힘들다고 포기한다면 스승님을 어찌 뵐 것이며, 제자들과 아내는 또 어찌 볼 것인가.' 마음을 다잡고 호흡에 집중하며 명상에 몰입하려 했으나 좀처럼 깊이 침잠해 들어갈 수가 없었다. 아니 수련에 집중하기 보다는 고통을 참고 견디는 데 온 정신을 쏟았다. 무리하게 밀어붙일수록 힘만 들뿐 도무지 집중이 되지 않았다. 그래도 시간은 흘러갔다.

단식으로 허기진 데다 눕기는커녕 제대로 움직일 수도 없는 어둡고 비좁은 공간 속에서 그렇게 고통의 시간을 어렵게 견디는 동안 아내가 요강을 두 번 비웠으니 어느덧 이틀이 지나간 모양이었다.

문득 마음이 바빠지기 시작했다. 이제 하루밖에 남지 않았다. 만약 남은 하루 안에 어떤 성과를 내지 못한다면 고통스럽게 보낸 이 시간들이 무의미한 것이 되고 말 것이다. 하지만 몸과 마음은 점점 지쳐갔다. 수련을 거의 포기하다시피 하고 있다가 잠깐 잠이 들었다. 그러고 한참 후 깨어보니 한결 정신이 맑고 개운했다.

나는 마음을 가다듬고 氣를 운영하기 시작했다. 그런데 그 느낌이 예전과 완연히 달랐다. 다 내려놓고 나니 새로운 기운이 들어온 것이다. 서서히 기운이 빨려 들어오기 시작해 온 몸에 가득 찼고, 몸 주위의 기운이 손으로 잡힐 듯 강하게 느껴졌다. 텅 빈 허공이 마치 젤과 같아서 떡 주무르듯이 기운을 이겨서 공을 만들기도 하고, 막대기와 같이 길게 뽑아내어 휘둘러보기도 하였다.

그러다가 강한 기운이 점차 내부로 갈무리 되더니 문득 내가 오색영롱한 빛의 알 속에 있는 것이 보였다. 그 속은 너무도 황홀하고 평화로웠다. 그것은 꿈에서조차 경험해보지 못한 평화와 사랑과 기쁨의 상태였다.

그러고 나자 갑자기 눈앞이 대낮처럼 환하게 밝아졌다. 분명 눈을 감고 있으나 온통 밝음으로 가득 찼다. 이 빛을 통하여 사물을 본다면 가장 깊은 곳까지 속속들이 다 들여다볼 수 있을 것 같았다. 또 이 빛을 통하면 세상에 모를 것이 없을 것 같았다. 희열의 시간은 계속되었다.

그리고 어느 순간, 갑자기 정수리로 기운이 스며들기 시작했다. 그 힘이 점점 강해지더니 나중에는 통천, 백회혈이 몹시 아플 정도가 되었다. 그 기운은 통천혈을 꼭짓점으로 하는 역삼각형 모양으로 까마득히 위로 뻗쳐 올라갔는데 그 끝을 알 수 없었다. 아마도 하늘 끝이 있다면 그 곳으로부터 비롯되는 것 같았다. 그 강렬한 기운이 머릿속으로 파고 들어와서 몸을 꼼짝도 못할 정도였다. 아니 하늘기운과 내 기운의 구별이 없어졌다. 모든 구별이 사라졌다. 그대로 완벽하게 하나가 되었다. 그 하나됨의 감동은 뭐라 설명할 길이 없었다.

하늘기운이 내 속에 들어와서 완전히 갈무리되어서야 끝이 났다. 시간이 얼마나 흘렀는지 몰랐다. 온몸은 기운으로 충만하고 정신은 구름 한 점 없는 가을 하늘보다 맑았다. 잠시 그 상태로 온 우주와 하나가 된 기쁨을 맛보았다. 얼마간의 휴식 후, 또다시 명상에 젖어들었다.

이번에는 온 몸이 수축되기 시작했다. 점점 작아져서 축구공만큼 되더니 나중에는 깨알보다도 더 작아졌다. 그때의 느낌을 뭐라 표현해야 할까. 그저 '있다'라고 느낄 뿐 도저히 크기를 인식할 수 없게 되었다. 온몸이 '아릿하게' 느껴졌다. 그러다가 어느 순간, 다시 서서히 커지기 시작했다. 본래의 크기가 되었는데도 멈추지 않고 계속 커져갔다. 얼마나 커졌는지 스스로 알 수 없을 정도로 커졌을 때, 지구를 위에서 내려다보고 있는 나를 발견했다. 태평양에 오른발을, 대서양에 왼발을 딛고 호주를 깔고 앉아서 유라시아 전 대륙을 주무르기 시작했다. 기운을 저쪽에서 이쪽으로 끌어오기도 하고, 이쪽에서 저쪽으로 보내기도 하고, 하나로 모으기도 하고 여럿으로 나누기도 했다. 세상을 떡 주무르듯이 주물렀다. 세상이 내 뜻대로 되었다.

확대되었던 내가 본래의 모습으로 돌아온 것은 한참이 지난 후였다. 기운과 의식이 상상할 수 없는 크기로 수축하고 팽창하는 경험을 한 것이다.

이런 과정을 통하여 나는 '진정한 나'를 깨닫게 되었다.
우리 모두는 우주근원과 이어져 있으며, 우리 속에 잠들어 있는 '참나'는 끝 모를 지혜 그 자체이다. 그것은 너무도 맑고 밝고 아름다우며, 평화와 사랑과 기쁨으로 가득 차 있다. 우주지성인 '참나'는 육신에 갇혀 있는 초라한 '나'가 아니라 무한하게 확대되기도 하고 무한하게 수축하기도 하는, 그야말로 개체성과 전체성을 동시에 지니고 자유자재하는 '하나'임을 깨닫게 된 것이다.

72시간의 좌통 수련은 그렇게 마무리되었다. 참으로 소중한 체험이었다. 수도에 대한 확신과 나에 대한 확인과 앞으로 이루어야 할 궁극적 목적을 깨닫는 의미 깊은 시간이었다.

모든 것이
회로로 보이다

바라보던
산과 들과 나무와 논밭의 고랑들이
형태를 잃고 일그러지더니
회전하기 시작했다.
제각각 돌다가
서로 어울리기도 하고,
이내 전체가 어울려
하나가 되어 돌기 시작했다.

모든 것이 회로로 보이다

1988년 여름 어느 날, 나는 스승님을 찾아뵙기 위하여 대구행 기차를 탔다. 그 무렵 나는 잠시의 시간도 헛되게 흘려보내지 않으려고 부단히 노력했다. 일상생활을 공부화 하려고 했고, 심지어 꿈에서까지 공부를 하고자 안간힘을 쓰던 때였다.

나는 좌석에 앉자 이내 氣를 운영하여 명상상태로 들어갔다. 기차 안은 시끄러웠지만 아주 고요하고 깊은 상태에 이를 수 있게 되기까지는 그리 오랜 시간이 필요하지 않았다. 언제 어느 때나 명상에 드는 것이 이미 너무도 익숙해져 있었기 때문이었다.

명상을 마치고 눈을 뜨자 녹음이 우거진 여름 풍경이 창밖으로 지나가고 있었다. 무심코 바라보고 있는데 갑자기 예상하지 못한 광경이 나타났다. 바라보던 산과 들과 나무와 논밭의 고랑들이 형태를 잃고 일그러지더니 회전하기 시작했다. 제각각 돌다가 서로 어울리기도 하고, 이내 전체가 어울려 하나가 되어 돌기 시작했다. 본래의 형상을 잃은 사물들이 전혀 다른 모습으로 다가와서 장대한 파노라마를 펼쳐내고 있었다. 그 광경이 너무나도 신비롭고 경이로워서 꿈을 꾸듯 넋을 놓고 바라보았다.

나는 고개를 돌려 기차 안을 바라보았다. 순간 기차 안 승객들 역시 회전운동을 하고 있었다. 손을 들어 바라보니 내 손 역시 똑같이 회전운동을 하고 있었다. 의자, 천장, 바닥 모두가 이지러지면서 소용돌이치고 있었다.

물질세계가 모두 회로와 같은 형상으로 보였던 것이다. 그동안 종이 위에 그리던 회로가 2차원의 평면 그림이었다면 내가 보고 있는 세계는 3차원의 회로였다.

아! 그렇다. 나는 그제야 퍼뜩 깨달을 수 있었다. 실상 모든 사물은 氣의 집합체들이다. 형상을 갖고 있으나 근본은 모두 氣로 구성되어 있다. 이들은 모두 氣작용을 통해 이합집산하며 생성, 소멸하는 것이다. 나는 기차 안에서 사물의 실체 즉, 근본 모습을 직접 확인한 것이었다.

금강경의 유명한 사구게四句偈 중에 '범소유상凡所有相 개시허망皆是虛妄 약견若見 제상비상諸相非相 즉견여래則見如來'라는 구절이 있다.

붓다가 제자인 수보리에게 몸(상, 모양)으로써 여래를 볼 수 있겠냐는 질문을 던지자 수보리는 그럴 수 없다고 했다. 이에 대해 붓다는 "무릇 상像을 지니고 있는 것은 모두 허망한 것이니, 만약 모든 상을 상으로 보는 것에서 그치지 않고 그 근본을 볼 수 있다면 그 즉시 여래를 볼 것이다."라고 했다고 한다.

나는 사물의 실체를 본 것이다. 형상이 아닌 우주적 본성인 본질의 세계를 본 것이다.

그날 이후, 2년간 계속되었던 나의 회로공부는 완료되었다. 회로공부를 위한 회로는 더 이상 나오지 않았고 그 후로는 제도에 집중하게 되었다.

'무견無見'이라는
주계좌명을 받다

무견은 말 씀씀이 표가 되어
잠 못 드는 자는 편히 잠들게 하고
깊은 잠에 취한 자는 잠 깨게 하라.

12

'무견無見'이라는 주계좌명을 받다

한참 제도와 비품공부를 하고 있던 1988년 추석을 맞아 스승님을 찾아뵈었을 때였다.

"이제 김 관장에게는 주계의 좌명座名이 주어지게 되는데 지금부터 스스로 그 이름을 찾아보세요."

주계좌명이란 영적인 좌座의 이름이다. 주계란 우주근원인 ○계를 주도하는 계를 뜻하며, 좌명은 영적인 위상을 나타내는 이름이라고 할 수 있다. 주계좌명을 갖게 된다는 스승님의 말씀에 가슴이 떨려왔다. 두렵고 황송하기도 하고, 한편으로는 기쁘기도 한 복잡한 심정이었다. 무엇보다 좌명을 스스로 찾아보라는 말씀이 크게 부담이 됐다.

"어떻게 하면 좌명을 찾을 수 있겠습니까?"

스승님께서는 빙긋이 웃으시면서 말씀을 주셨다.

"명상 중에 떠오를 수도 있고, 꿈이나 자동기술을 통해서 알 수도 있습니다. 그 모두가 공부가 될 터이니 한번 스스로 찾아보세요."

그때부터 명상 속에서 혹은 자동기술을 통해서 합당한 이름을 찾아

내려고 무진 애를 썼다. 그렇게 해서 찾아낸 몇 가지의 이름을 스승님께 말씀을 드렸지만 "좀 더 연구해 보세요."라고 하실 뿐이었다. 그렇게 두어 달이 지나면서 새로운 사실을 깨닫게 되었다.

내가 영적으로 어디에 이르러 있는지, 또 내가 궁극적으로 도달해야 할 목표가 무엇인지 아직 명쾌하게 알지 못하고 있다는 사실이었다. 나 자신도 모르고, 때도 모르면서 어찌 이름을 함부로 지으려 했단 말인가. 스승님의 뜻이 비로소 이해가 되었다.

이름이란 그 사람을 대리하고 대표하는 것이다. 이름은 그가 어떤 단계에 이르렀을 때 주어지며, 또한 그가 도달해야 할 목표이기도 하다.

우리 조상들은 이러한 이치를 잘 알아서 아이를 낳으면 먼저 아명兒名을 지어주었다. 그리고 후에 이름을 주며, 나중에는 '자字'와 '호號'를 가지며, 큰 공을 이루면 그에 따른 '작호爵號'를 주고, 죽어서는 그의 공과 업적을 기려서 '시호諡號'를 주었다. 아낙네에게는 특별히 '택호宅號'나 '당호堂號'를 주기도 했다.

이런저런 생각을 하면서 고뇌하고 있던 12월 어느 날, 스승님께서 직접 부산까지 나를 찾아 오셨다. 화선지에 '관무견觀無見'이라고 손수 붓으로 쓰신 글을 주시면서 "이것이 김 관장의 주계좌명입니다."라고 말씀하셨다.

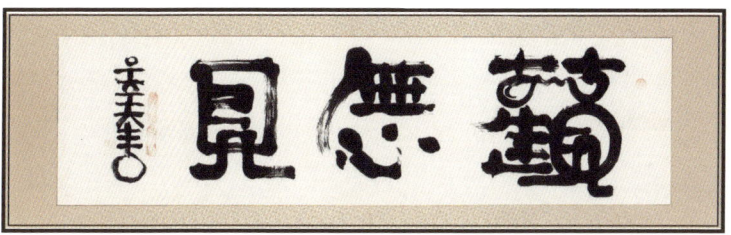

스승님께서 직접 써 주신 주계좌명

그리고 아울러 좌명에 대한 설명을 자동기술로 쓰신 글을 함께 주셨는데 그 내용은 다음과 같다.

김상국의 주계좌명은 무견입니다.
그 뜻을 자(字)로 쓰면 무견(無見)입니다.
무견은 사람세상 변칙적인 자들의 편이 되지 말라.
말 씀씀이 표가 되어
잠 못 드는 자는 편히 잠들게 하고
깊은 잠에 취한 자는 잠 깨게 하라.
표는 자라는 좋은 도달을 전담케 하니라.
견주어 보지 말고 태초불에 겸하여 보라.

그 후 지금까지 무견(無見)이라는 좌명(座名)은 내 삶의 화두가 되어 늘 나와 함께하고 있다. 그런데 스승님께서는 무견을 글로 써 주실 때 무견이 아니라 '관무견(觀無見)'이라고 써 주셨다. 무(無)를 보라는 것이다. 즉, 중간에 있는 무(無)를 보는데, 한편으로는 견(見)하고 동시에 또 다른 한편으로는 관(觀)하라는 것이다.

제1부 수행의 길로

견見하는 것은 사물의 전체적인 모습을 보는 것이며, 관觀하는 것은 사물의 내면을 꿰뚫어 보는 것이다. 전체를 보는 것과 그의 본질을 보는 것을 함께 하지 않으면 그 사물에 대하여 완전하게 이해할 수 없다.

무無는 단순히 '없음'을 뜻하지 않는다. 무無로서 있는 것이다. 이는 ○이 '없음'이 아니라 '○으로 있음'과 같다. 텅 빈 충만의 상태로 있는 것이다. 도가道家에서는 무無를 도道와 같은 개념으로 본다. 무는 만물의 원인이며, 생명의 근원이며 자궁과 같고 어머니와 같다고 본다. 모든 만물은 무에서 비롯되며 다시 무로 돌아간다.

그리고 마지막으로 스승님께서는 이렇게 당부하셨다.

"무견은 앞으로 세상 모든 것을 다 보세요. 그리고 언젠가는 자신이 본 모든 것을 모두 부정할 수도 있어야 합니다."

당시 나는 이 말씀을 잘 이해하지 못했는데 지금 생각하면 너무도 소중하고 깊은 말씀이었다.

우리의 시각이나 관념은 자칫 하나로 고착화되기 쉽다. 그것을 뒤집는다는 것은 대단히 어렵다. 굳어진 시각과 관념은 신념이 되고 신앙이 되어 새로운 세계로의 도전을 스스로 제한하게 한다. 이렇게 시각이 어느 하나로 굳어지면 발전이나 진보는 더 이상 기대할 수 없게 된다. 그렇다. 우리는 최후에 그때까지 이루었던 모든 것을 다 부정할 수도 있어야 새로 태어날 수 있는 것이다.

주계좌명을 받았다는 것은 상당한 공부의 성취를 이루었다는 의미이기도 했으며, 이제부터가 더욱 중요하다는 의미이기도 했다.

나는 스승님께 감사드리며 좌명에 대한 의미와 책임감을 가슴깊이 새겼다.

그로부터 10여 년이 지난 후, 나는 이런 생각이 들었다.

스승님께서 내게 주신 '무견'은 '주계좌명'이다. 그런데 내가 공부의 목표로 했던 것은 '계자동조종좌'이다. 무견이 '주계조종좌명'일진데, 만일 '계자동조종좌'에 대한 공부를 완성하면 그에 따른 새로운 이름이 주어질 것이다. 왜냐하면 '주계조종좌'는 '계자동조종좌'에 속한 하나라고 말씀하셨기 때문이다. 이는 얼마 전, 공부 중에 깨달은 사실이기도 하다.

하지만 아쉽게도 스승님께서는 이미 ○계의 모좌로 드신 후였다.

이것이 진정한 화엄의 세계이다

"여기 있는 화엄사가
화엄이 아니라
이 제도가
진정한 화엄의 세계입니다.
지금부터 이 제도를 들고
氣대사 할 곳을
무견 스스로 찾아보세요."

13

이것이 진정한 화엄의 세계이다

나는 스승님을 뵙고 공부를 시작한 이래 많은 제도를 하였다. 제도로서의 명命이 다해서 이미 소각한 것도 있지만 지금까지 보관하고 있는 것도 여러 점이 있다. 그 제도들 중에 가장 마지막으로 한 제도가 계자동조종좌 제도이다.

이 제도를 완성하는 데는 약 6개월이 걸렸다.

제도를 할 때면 내가 할 수 있는 모든 시간과 힘과 노력을 집중한다. 제도를 하면서 밤을 꼬박 새운 것이 한두 번이 아니었고, 지방으로 공부지도를 나갈 때도 제도를 싸들고 다니면서 틈틈이 했다. 그렇게 온 마음을 다하여 제도를 완성했을 때 그 기쁨은 이루 설명하기 힘들 정도였다.

제도가 완성되자 곱게 싸가지고 가서 스승님께 점검을 받았다.

"애 많이 썼습니다. 이 제도는 구례 화엄사에 가서 기대사氣代謝를 해야 완전히 마무리가 되겠습니다. 내일 바로 다녀오는 것이 좋겠군요."

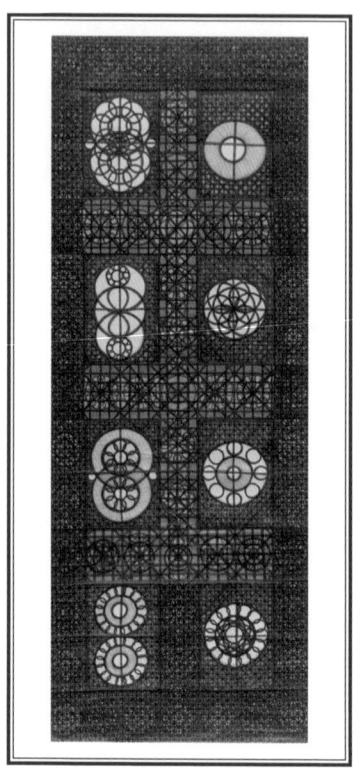

무견의 계자동조종좌제도 (가로×세로 : 130cm × 338cm)

氣대사란 특정한 대상과 氣를 교류함으로써 필요한 氣를 보조받거나 불필요한 기운을 소멸시키는 행위를 말한다. 氣대사의 대상은 사람은 물론이고, 비품이나 특정한 지명 등 무엇이든 될 수 있다. 스승님과 함께 다녀오고 싶은 마음이 간절해 화엄사 동행을 청하자 스승님께서는 선뜻 허락하셨다.

이튿날, 나는 스승님을 모시고 마침 시간을 낼 수 있는 김기원, 현명옥, 김학○과 김성○ 등 도반 몇 분들과 함께 화엄사로 갔다. 화엄사로 가는 길은 즐겁고 신났다. 법담도 나누고 노래도 부르며 웃고 떠들면서 마치 봄 소풍 가는 아이들처럼 즐거웠다.

이윽고 화엄사에 도착하자 스승님께서는 일주문 앞 계단에 걸터앉으셨다. 내가 두루마리로 만 제도를 들고 스승님 앞으로 다가가자 말씀하셨다.

"여기 있는 화엄사가 화엄이 아니라 이 제도가 진정한 화엄의 세계입니다. 지금부터 이 제도를 들고 氣대사할 곳을 무견 스스로 찾아보세요."

동행했던 제자들은 스승님과 함께 땀을 식히며 쉬고 있는 동안 나는 제도를 들고 기운이 이끄는 대로 따라갔다. 그런데 예상과는 달리 내 발길을 이끄는 곳은 대웅전이 아니었다. 사람들의 왕래가 별로 없는 한적한 좁은 길을 따라 한참을 올라가자 '구층암'이라는 곳이 나왔다. 구층암이라는 암자 앞에는 석탑이 하나 있었는데 흐르는 세월을 이기지 못하고 무너져서 탑의 하단부만 남아 있었다. 그 옆으로 돌아가자 '천불전'이라는 전각이 보였는데 氣의 흐름이 천불전으로 향하였다. 마침 천불전에는 아무도 없었다. 안으로 들어가 보니 수많은 불상들이 배열되어 있었고, 불상 앞에는 초와 향로가 놓여 있었다. 나는 향을 사르고 초에 불을 붙인 다음 제도를 불상 앞에 올려놓았다. 그리고는 氣대사를 시작하였다. 알 수 없는 기운이 온몸을 싸고 돌았다. 그 평화로움과 고요함과 맑음과 충만함은 마치 내 자신이 부처가 된 것 같은 착각이 들 정도였다.

제1부 수행의 길로

氣대사를 마친 것은 약 30여분이 지난 후였다. 그동안 인기척 하나 없이 조용했다. 마치 미리 준비되어 있었던 것처럼 모든 것이 순조롭게 진행되었다. 氣대사를 마치고 나오면서 여유로운 마음이 되어 주위를 둘러보았다. 그리고 '구층암九層庵'이라고 쓴 현판과 석탑을 보는 순간 나는 깜짝 놀랐다. 제도를 하는 동안 비품을 보조했는데, 그 중에 9층탑을 만들어서 불상의 머리 위에 씌운 비품이 생각났던 것이다. 어떻게 이토록 공교로운 일이 있을 수 있는가!

스승님께서는 내게 '계자동조종좌'를 이루게 하기 위한 비품을 지정해 주셨는데, 그 시작은 은구슬 7개였다. 그 구슬은 여러 과정을 거쳐서 불상佛像 모양이 되었는데, 원형의 좌판을 깔고 앉아 9층탑을 머리에 이고 있는 형상이었다.

비품의 불상과 구례 화엄사의 천불전, 비품의 9층탑과 화엄사의 구층암 9층탑. 어찌 이리도 딱 맞아 떨어질 수가 있는가! 우리의 의식이 닿지 않는 저 너머에는 모든 것이 이어져 있으며, 그것을 주관하는 무엇인가가 있다. 그렇지 않다면 어떻게 이런 일이 있을 수 있겠는가. 참으로 불가사의한 일이다. 공부를 해 오면서 예측불허의 일들을 수없이 겪어왔으나 이 또한 너무도 신기하고 신비로운 일이었다.

그렇다. 우주는 중층적이고 복합적이고 다각적인 면으로 이루어져 있다. 그 속에 들어가 보면 그들을 잇기도 하고 자르기도 하며, 만들기도 하고 부수기도 하며, 함께하기도 하고 분리되어 존재하기도 하면서 우주만물을 통합하고 관리하는 어떤 주체가 있다. 그 주체는 하나의 장場, field을 형성해 열고 닫으면서 조종하고 있는 것이다.

氣대사를 마치고 스승님께 말씀드리자, 잘 했다고 하시며

"이 제도는 불기운이 필요하니 돌아가면 초 세 자루를 제도 위에 켜두고 불기운을 보조하세요."라고 말씀하셨다.

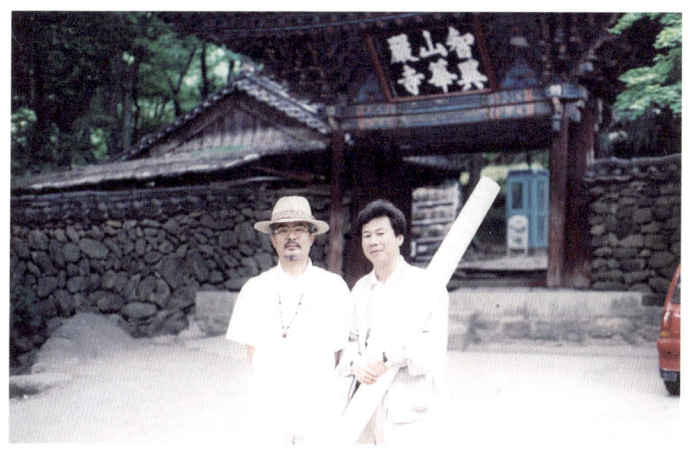

완성된 제도를 들고 화엄사 앞에서 스승님과 함께

돌아와서 스승님 말씀대로 초 세 자루를 준비하여 제도 앞에 앉았더니 氣의 흐름에 따라 초들이 제도 위에 놓여졌다. 기운을 따라 초의 배열을 여러 형태로 바꾸어가며 초가 다 탈 때까지 불기운을 보조했다.

이 제도를 마지막으로 내 모든 제도는 완전히 마무리되었다. 회로공부가 약 2년간의 수련으로 마무리되었는데, 이제 제도공부도 이것으로 마무리된 것이었다.

2

氣운영과 세상제도

다음은 스승님께 공부지도를 받으면서,
그리고 세상제도에 동참하면서 직접 보고 듣고 느낀 점들을 실었다.

氣운영과 세상제도

氣를 쓰기 위해서는
氣에 대하여
깊은 이해가 있어야 하며,
운용할 능력을 갖추어야 하고,
쓸 도리를 알아야 한다.

1

해인의 진실

氣운영과 세상제도

우선 '氣운영'이란 말이 사뭇 낯설게 느껴질지도 모르겠다. 氣운영이란 물질을 운영하는 것이 아니라 氣를 조종해 목적을 이루는 운영을 뜻한다. 氣는 정보를 담고 있으며 그 정보를 실행할 힘을 지니고 있다. 따라서 氣를 쓰게 되면 고도의 조종력을 갖게 되어 엄청난 힘을 발휘할 수 있다. 비유하자면 물질운영이 석탄을 연소시켜서 에너지를 구하는 것이라면, 氣운영은 원자핵을 붕괴시켜서 나오는 원자력을 쓰는 것과 같다. 다만 연탄을 태우는 것은 누구나 할 수 있지만, 원자력을 운용하는 것은 아무나 할 수 없다. 氣운영도 그와 같다. 氣를 쓰기 위해서는 氣에 대하여 깊은 이해가 있어야 하며, 운용할 능력을 갖추어야 하고, 또한 쓸 도리를 알아야 한다.

氣를 운영하는 것은 분명 특별한 능력이라고 할 수 있다. 물론 氣운영에 있어서도 운영자에 따라 현격한 차이가 있으나 무엇보다도 중요한 것은 운영의 동력이 되는 힘의 원천이다.

힘에는 체력, 기력, 염력, 영력, 그리고 ○력 등이 있다.

체력은 신체의 힘을 발휘하는 것이고, 기력은 몸기를 발휘하여 쓰는 것이고, 염력은 집중된 정신력을 발휘하는 것이며, 영력은 영적인 힘을 발휘하는 것이고, ○력은 우주근원의 회전력을 바탕으로 하는 힘이다. 여러 형태의 힘 중에서 ○력이 가장 근원적이고 운영력이 크고 넓게 발휘된다.

밖으로 발휘되는 힘은 안으로 도달한 깊이에 비례한다. 이는 용수철의 원리와 같다. 용수철은 누르는 압력이 클수록 튀어 오르려는 반발력이 커진다. 마찬가지로 물질의 본질을 깊이 파악할수록 그것을 쓰는 범위는 확대되고 다양해진다. 분자의 세계에서 물질을 파악하고 다루는 것과 원자의 세계에서 물질을 파악하고 다루는 것은 차원이 다르다. 이것은 나무를 태워서 얻는 열량과 원자핵을 폭발시켜서 얻는 원자력의 차이에서도 극명하게 확인할 수 있다. 예술작품 역시 작가의 열정과 영감의 깊이에 따라서 그 작품을 대하는 사람의 감동의 깊이가 달라진다.

이처럼 힘은 감각에서 감성으로, 생각으로, 마음으로 깊어질수록 점점 더 강해지고 확대된다. 그러나 흔히 몸으로 느끼고 눈으로 확인할 수 있는 신체적인 힘은 대단하게 생각하면서도 정작 자신이 생명으로 존재할 수 있게 하는 우주근원의 힘은 무시하고 살아간다. 실상 몸으로 느낄 수 있는 힘은 그렇게 크지도 않고 오래가지도 않는다. 오히려 보이지도 않고 느껴지지도 않는 힘이 더욱 큰 것이다.

가장 큰 힘은 ○력이다. 우주근원의 힘인 ○력은 그 무엇으로도 느낄 수 없지만, 보이지도 느껴지지도 않는 ○력이 우주만물의 생성, 소멸을 관장하며 세상을 돌린다. 우리가 자신의 내면으로 들어가려는 것은 근원인 ○과 통하기 위해서이다. ○과 통해서 우주근원의 도리에 따라 세상을 돌리는 것이 바로 세상제도의 기본 원리인 것이다.

앞에서 보듯 氣운영은 깊이 들어갈수록 인간적인 한계를 벗어나게 된다. 체력과 기력과 염력 등은 훈련에 의하여 길러지지만 영력은 영적 각성이 없으면 안 되고, ○력은 우주근원과 온전히 통해야 하며, 근원에서 허락되지 않으면 운영력을 발휘할 수 없다. 또한 힘은 써야 할 때 쓰지 않아도 위험하고, 쓰지 않아야할 때 마구 써도 위험하다. 그러므로 힘을 쓸 때와 써서는 안 될 때를 잘 가려서 도리에 맞게 써야 하는 것이다.

스승님께서는 우주근원의 힘인 ○력을 써서 세상이 안고 있는 여러 문제들을 조종하셨다. 이를 '세상제도世上濟度'라고 하는데, 세상제도는 보편적인 시각으로는 이해가 되지 않는다. 이해하기도 어렵고 받아들이기도 어렵다. 우주근원의 작용력인 氣로써 조종하는 것이기 때문이다. 사업가가 사업체를 운영하듯이 제도자는 세상을 운영한다. 우주근원의 힘인 ○력을 써서 세상을 우주도리에 맞게 조종하는 것이 '세상제도世上濟度'인 것이다.

세상제도를 위한 氣조종은 '나비효과'에 비유할 수 있다.

미국의 기상학자인 에드워드 로렌츠는 중국 베이징에 있는 나비의 날갯짓이 다음 달 미국의 뉴욕에서 태풍을 발생시킬 수도 있다는 과학 이론을 발표했다. 이것은 훗날 '카오스 이론'의 토대가 되었다. 이 원리는 초기 조건의 민감하고 작은 변화가 결과적으로 엄청난 변화를 일으킬 수 있다는 것으로, 지구촌 한 구석의 미세한 움직임이 순식간에 전 세계적으로 확산될 수 있다는 것을 의미한다.

세상제도는 우주도리를 바탕으로 근원적인 힘을 발휘하여 그 힘을 일정 영역으로 확대시켜서 발휘하게 하는 氣조종을 말한다. 氣를 조종하는 데 필요한 사물의 크고 작음이나 사람의 많고 적음은 별로 문제되지 않는다. 크다 작다 하는 것이 어느 차원을 넘어서면 보편적인 개념을 넘어서기 때문이다.

氣운영에서는 의미를 쓴다. 그래서 사물과 사상을 축약해 나타내는 부호와 상징 등을 아주 중요하게 여긴다. 씨앗은 크기가 작아도 그 안에 모든 정보가 다 들어 있다. 세계에서 가장 큰 나무인 '자이언트 세콰이어Giant Sequoia'라 할지라도 씨앗은 자그마하다. 자이언트 세콰이어는 높이 83.8m, 무게 2,000톤에 달하는 거대한 나무이다. 작은 씨앗 속에는 알맞은 조건이 되면 이렇게 거대한 나무가 될 모든 것이 들어있다. 인간도 동물도 그 생명체의 모든 정보는 DNA라고 하는 이중 나선구조 속에 다 들어있다. 氣의 세계에서는 축약된 상징의 세계를 움직임으로써 실제 세계를 움직일 수 있다.

스승님께서는 공부 초기에 氣를 운영해 사물이나 사건을 변화시키는 수많은 실험을 하시고 나서, 그것이 어떻게 우리 인류에게 도움이 될지 깊이 연구하셨다. 그리하여 스승님께서는 '세상제도'라고 부르는 氣운영에 착수하셨다.

氣운영을 할 때 스승님의 명에 따라 많은 제자들이 그때그때마다 동참했다. 氣운영 목적에 따라 때로는 제도나 비품을 사용할 때도 있었고, 때로는 국내 뿐 아니라 해외로 직접 다니면서 氣를 운영하기도 했다.

지금부터 하려는 氣운영에 대한 이야기가 어떤 분들에게는 황당무계한 얘기일 수도 있을 것이다. 그러나 그분들에게 나의 경험을 억지로 믿어달라고 할 수도 없고, 그렇게 해서 될 일도 아니다. 나는 다만 내가 직접 경험한 바를 있는 그대로 서술할 뿐이며, 이해는 각자의 몫이라고 생각한다.

사실 스승님께서 주도하신 氣운영에 관한 일화들은 셀 수 없을 정도로 많다. 그러나 스승님께서는 氣운영보다 더욱 중요한 것이 사상이라고 하셨다. 사상이 '말'이면 氣운영은 '씀'이다. '말'과 '씀'이 다르지 않아야 '말씀'이 된다. 스승님께서는 "누군가 지구를 새끼손가락에 올려놓고 마음대로 가지고 놀 수 있는 능력을 갖고 있다 하더라도 올바른 사상이 없으면 아무 소용이 없으며, 오히려 위험할 뿐이다."라고 하셨다.

스승님께서는 인류가 지향할 목적이 "서로 간에는 평화롭게 되고, 각자는 스스로 서게 되며, 내적으로는 고요한 기쁨이 충만하게 되는 것에 있다."라고 하셨다. 스승님의 세상제도는 이러한 사상을 바탕으로 한 것이며, 추호도 전시展示를 위해서나 개인의 영달을 목적으로 운영되지 않았음을 자신 있게 말할 수 있다.

스승님께서 세상제도에 착수하여 처음 운영하신 것은 인구조정이었다. 인구증가로 인한 식량부족, 자원고갈, 각종 공해 등은 인류에게 매우 심각한 문제를 제기할 것이기에, 이것을 해소하는 가장 근본이 인구를 조정하는 것이라고 보신 것이다.

인구 다음으로 문제가 되는 것은 전쟁의 위협이다. 지구에는 수많은 종족들이 200개가 넘는 국가를 세우고, 그들 나름대로의 고유한 문명과 문화를 이루어 살고 있다. 그들은 민족과 종족이 서로 다르고, 환경과 사상과 도덕적 가치가 다르다. 그들은 모두 자국의 이익을 추구하고 있으며, 이해의 문제가 첨예하게 대립하고 있다.

그런데 과거와 달리 지금은 전 지구 또는 그 위에 살고 있는 인류 전체가 하나의 장場에 살고 있다. 이제 인류는 더 이상 각각의 독자적인 삶이 허락되지 않을 정도로 서로 밀착되어 있다. 게다가 다양하고 다각적이며, 다변하면서도 급변하고 있다. 이러한 지구 환경 속에서 서로의 이해는 즉각적으로 부딪힐 수밖에 없다. 이것이 원만하게 해결되지 않으면 바로 전쟁의 형태로 나타날 수 있다. 그런 지금, 각 국가가 보유하고 있는 전쟁 무기는 그야말로 어마어마하다. 미국과 러시아 등 몇 개국이 보유한 핵무기만으로도 지구를 수십 번 박살낼 수 있을 정도라고 한다. 핵무기에 의한 전쟁은 전 인류를 순식간에 몰살시킬 수 있을 만큼 위험한 일이다.

'지구멸망 시계'라는 것이 있다. 핵전쟁의 위기를 상징적으로 알려주는 시계로 '지구 운명의 날 시계Doomsday Clock'라고도 한다. 미국의 시카고 대학을 중심으로 과학자들이 만들어 격월로 발행하는 〈불리틴〉이라는 잡지에서 공표하는 시계이다. 이 시계는 핵전쟁으로 인류가 사라지는 시점을 자정으로 표현한다. 잡지를 발행할 때마다 지구 곳곳에서 진행 중인 핵실험이나 핵무기 보유국들의 동향과 감축 상황을 면밀히 살펴 분침을 조정한다.

자정에 가장 가깝게 다가선 것은 1953년 미국이 수소폭탄 실험을 했을 때이다. 이때 시계의 분침은 자정 2분 전을 가리키고 있었다고 한다. 1980년대 중반은 동서 냉전의 시대이어서 분침은 늘 자정 3~5분 전 정도에서 왔다 갔다 하고 있었다.

스승님께서는 "인구문제와 더불어 인류를 위협하는 가장 큰 문제가 전쟁입니다. 인류가 전쟁으로 멸망해서는 안 됩니다."라고 하시며 전쟁조종 제도를 시작하셨다. 스승님께서는 전쟁으로 인한 인류의 파멸을 가장 우려하셨다. 동시에 체제를 바로 잡는 것에도 깊은 관심을 가지셨다. 체제는 유기적으로 통일된 전체적인 질서나 경향을 의미한다. 개인 또는 국가는 서로 다른 특성을 가지고 서로 다른 체제를 형성하고 있다. 이들이 서로 조화를 이루기 위해서는 서로 상생하는 질서체계를 이루어야 하는 것이다.

지난 20여 년 간, 스승님께서는 인구문제와 더불어 인류를 위협하는 '체제와 전쟁에 대한 세상제도'를 주로 해오셨다. 나는 그동안 스승님께서 역사 해 오신 수많은 세상제도에 동참해왔다. 스승님의 세상제도는 단순한 능력이 아니다. 국가와 민족, 사상과 이념을 초월하는 우주적인 시각으로 세상을 보고, 이 세상을 지극한 사랑과 열정으로 제도해 오셨다.

지금부터 공부 중에 실험적으로 했던 氣운영들과 스승님의 세상제도에 동참하여 운영했던 氣조종 중에서 일부를 소개하고자 한다.

중국 천안문 사태
氣조종

"천안문 사태로 중국 전체가
혼란에 빠져서는 안 됩니다.
빨리 천안문 사태를
진정시켜야겠어요.
제주도로 가서
氣를 조종해야 합니다."

2

중국 천안문 사태 氣조종

　20세기 말, 고르바초프에 의해 제창된 개방과 개혁의 거센 물결은 전 세계적으로 파급되었다. 1989년, 그 물결은 마침내 '죽竹의 장막'이라 불리던 중국에까지 밀어닥쳤다. 베이징에서는 수많은 인파가 몰려나와 민주화를 부르짖으며 시위를 하기 시작했다. 중국 정부에서는 이 문제에 대하여 강경파와 온건파가 대립하면서 우왕좌왕 하고 있었다.
　이에 대해서 우리 도반들끼리도 여러 의견이 분분했다. 중국이 개방을 해야 할 것인지 하지 말아야 할 것인지에 대한 토론이 있었다. 그 결과 "당장 개방을 하는 것이 좋겠다."라는 데 의견이 모아지고 있었다. 소련이 저렇게 된 마당에 중국에도 자유화의 물결이 들어가면 그만큼 대립과 긴장이 완화되어 전 세계가 좀 더 안전해지지 않겠는가 하는 생각이었다. 그런데 스승님께서는 의외의 말씀을 하셨다
　"중국의 개방은 아직 시기상조입니다."
　의아해하는 제자들에게 말씀하셨다.

"물론 여러분의 의견도 맞습니다. 하지만 조금 더 깊게 생각해 보면 그렇지가 않습니다. 헐벗고 굶주린 중국 인민들에게는 대단히 미안하지만 아직은 때가 아닙니다. 만약 지금 당장 중국이 문을 열어 개방과 개혁의 물결을 타게 된다면 산업화를 위한 어마어마한 대량 소비가 발생하게 되는데, 이는 지구의 자원 고갈을 앞당기게 되어 자칫 지구를 파멸로 끌고 갈 수도 있습니다."

스승님은 계속해서 설명을 하셨다.

"거대한 얼음 덩어리가 갑자기 한꺼번에 녹아버리면 어떻게 되겠습니까? 주위가 전부 물바다가 됩니다. 10억이 넘는 중국 인구가 당장 개방되어 자유화가 되었다고 생각해보세요. 혼란도 그런 혼란이 없을 것입니다. 그로 인해 인류는 핵전쟁보다 더 무서운 소비전쟁을 치러야 할 것입니다. 그래서 당분간은 중국의 개방 속도를 늦춰야 한다고 생각합니다. 물론 계속 잡아둘 수는 없겠지요."

스승님의 말씀에 모두들 고개를 끄덕였다.

20여 년이 지난 지금 스승님의 그 말씀을 실감하고 있다. 현재 중국을 '자원의 블랙홀'이라고 한다. 그야말로 세상의 모든 자원을 먹어치우는 불가사리 같은 존재가 되어버린 것이다. 이것을 스승님께서는 이미 20년 전에 예견하시고 개방의 속도를 일단 늦추도록 마음을 쓰셨던 것이다.

"그래서 말인데, 이번 일을 해결하기 위해서 땅에 침을 좀 놓아야겠어요."

땅에 침을 놓는다는 말이 놀랍게 생각될지도 모르겠다. 그러나 우리는 하늘이나 땅, 사람 모두가 하나로 연결되어 있고, 그 맥점을 잘 조종하면 氣를 변화시킬 수 있다는 것을 경험상 잘 알고 있었기에 스승님께 의문을 제기하는 사람이 없었다.

"예, 스승님. 그렇다면 어디에 침을 놓아야 하겠습니까? 중국 땅은 아직까지 죽의 장막이라 들어갈 수 없는데요."

"걱정 마세요. 중국까지 갈 필요는 없습니다. 현재 중국을 덮고 있는 기판氣板의 꼬리가 거제도의 지세포라는 곳까지 이르러 있어요. 이 기판에서 지세포는 인체에 비유하면 용천혈에 해당합니다. 용천혈에 침을 놓으면 죽은 송장도 벌떡 일어난다는 곳입니다. 중국의 문제를 조종하기 위해 굳이 천안문에 직접 가지 않더라도 맥점인 지세포에 가서 처리하고 오면 됩니다. 누가 가겠습니까?"

제자 지해○와 조용○ 두 사람이 나섰다.

"저희들이 다녀오겠습니다."

스승님은 두 사람에게 특별히 제작한 대침을 氣운영의 비품으로 주셨다.

"거제도 지세포에 가면 어떤 힘이 강하게 끌어당기거나 비품이 이끄는 곳이 있을 겁니다. 그곳에서 처리하고 오세요."

두 사람은 명을 받고 즉시 출발해 지세포에 가서 처리했다. 운영은 성공적으로 이루어졌다. 그 후, 시위 진압을 위한 군 투입을 반대하던 온건파인 조자양 당 총서기가 실각되고, 강경파인 이붕 총리가 당 총서기를 겸임하게 되었다. 그리하여 결국 6월 3일, 계엄군이 민주개혁을 요구하는 시위 군중을 무력으로 진압하는 천안문 사태가 발생했다. 이로써 중국의 민주화는 한걸음 늦추어지게 되었다.

다음날인 1989년 6월 4일, 스승님께서는 나와 보리 선생 그리고 신동석을 찾으셨다.

"천안문 사태에 의한 충돌로 중국 전체가 혼란에 빠져서는 안 됩니다. 빨리 천안문 사태를 진정시켜야겠어요. 제주도로 가서 氣조종을 해야 합니다."

그렇게 해서 우리는 스승님을 모시고 제주도로 氣운영을 가게 되었다. 출발 전 스승님께서는 우리 세 사람에게 각각 회로제도를 하라고 하셨다. 제주도에 도착하자 그곳에서 의료기 사업을 하고 있던 내 동생이 이번 氣운영 때 쓸 자동차를 가지고 마중 나와 있었다. 그 차를 타고 스승님과 우리 세 사람은 바로 운영에 들어갔다. 스승님께서는 먼저 각자가 그린 회로제도를 각각 자신의 방석 밑에 깔고 앉게 하시고는 지도를 펴셨다.

"여기 제주도에 516도로와 산업도로가 있지요? 그리고 서회귀선과 동회귀선이 갈라져 있는데 이 모양을 잘 보세요. 무슨 모양입니까?"

"아! 그러고 보니 8자 모양이로군요. 옆으로 보면 무한대 모양이네요. 뫼비우스의 띠 같기도 하고요."

"잘 보았습니다. 8자 모양은 엮기도 하고 풀어내기도 합니다. 이 무한대 모양을 우리는 차를 타고 돌아야 합니다. 氣를 순환시켜서 응어리지고 꼬이고 엮인 부조화스런 기운을 풀어내야 합니다. 氣가 순환되지 않으면 막힙니다. 우리가 이렇게 운영하는 것은 막혀있는 氣를 뚫기 위한 것입니다."

스승님을 모시고 우리는 제주도에서 '∞' 이런 모양으로 도로를 정해서 돌며 氣운영을 했다. 운영을 마치고 한라산 중턱에서 각자의 회로를 소각했다.

그리고 나서 스승님은 중문 해수욕장으로 가자고 하셨다.

이번에는 좀 더 어려운 과제를 내주셨다. 먼저 우리를 바닷가에서 가장 큰 바위 위에 앉게 하셨다.

"자, 각자 자갈을 하나씩 골라 바위 위에 올려놓으세요. 그리고 氣를 운영해서 저 파도를 끌어오는 겁니다. 그렇게 해서 그 파도로 자갈을 쓰러뜨리는 거예요."

"......!......"

파도는 별로 높지 않았고 날씨도 맑았다. 게다가 바위는 수면으로부터 거의 2~3m 정도로 높은 것이었다. 우리들은 놀랐지만 그래도 스승님이 계시기에 각자 자갈을 골라 바위 위에 올려놓았다. 스승님께서도 자갈을 하나 고르시더니 바다에서 제일 멀리 떨어진 큰 바위 위에 올려놓으셨다.

바닷가에서 네 사람은 진지하게 동작으로 氣운영을 했다. 아마 모르는 사람이 옆에서 본다면 우리를 보고 머리가 돈 사람들이라고 생각했을 것이다.

잠시 후, 날씨가 흐려지더니 점차 바람이 거세어지면서 파도가 우리 앞으로 밀려들기 시작했다. 파도는 점차 높아지더니 아우성을 치듯 흰 포말을 뿌려댔다.

이윽고 성난 듯 밀려드는 파도에 우리가 놓아둔 자갈들이 하나씩 휩쓸려 넘어져 갔다. 이제 남은 것은 스승님의 자갈뿐이었다. 그런데 그곳은 높은 바위인 데다가 바다에서 제일 멀리 떨어져 있어 파도가 거기까지 이르지 못하는 것이었다.

나는 속으로 애가 탔다. 그도 그럴 것이 예약해둔 비행기 출발 시각이 가까워왔기 때문이었다.

그 순간, 커다란 파도 하나가 쑤욱 밀려왔다.

"철~썩!"

그 파도에 스승님의 자갈이 드디어 넘어졌다.

"우와!"

우리는 모두 박수와 함성으로 氣운영을 마무리했다. 순간, 하늘과 바다가 급속히 어두워지면서 빗방울이 후드득후드득 떨어지기 시작했다.

우리 일행이 비행기에 오르자 본격적으로 비가 내리기 시작했다. 비는 다음날까지 계속되었는데 이 비로 두 달 동안 계속되던 가뭄이 완전히 해갈되었다.

바닷물을 끌어오는 운영으로 천안문을 휩쓸었던 화기火氣를 제압해서 수기水氣로 바꾸어놓은 결과였다. 돌아오는 길에 스승님께서는 우리에게 앞으로 20일간 담배를 피우지 말라고 하셨는데, 이 역시 앞으로 당분간 화기를 다스려야 하기 때문이었다. 제주도에서의 氣운영 후, 중국에 더 이상의 혼란은 일어나지 않았고 점차 화해의 분위기가 형성되면서 진정되었다.

걸프전을
종전終戰시키시오

"걸프전이
장기화되지 않도록 해야겠어요.
무견이 걸프전 종전운영을
전담해서 운영하세요."

3

걸프전을 종전終戰시키시오

1990년 8월 2일, 사담 후세인의 이라크군이 쿠웨이트를 전격 침공해서 단 5시간 만에 쿠웨이트의 정부청사와 왕궁을 점령하는 일이 벌어졌다. 세계는 이 사태를 예의주시하고 있었다.

스승님께서는 이에 대해 심각하게 우려하셨다.

"중동은 세계의 화약고입니다. 지금 중동의 이슬람 국가들은 세력을 결집해서 이스라엘과 싸우려 하고 있습니다. 그런데 이스라엘은 핵을 가지고 있을 뿐만 아니라 미국의 지지를 받고 있기 때문에 이슬람 세력과 이스라엘 사이에 전쟁이 일어나면 미국이 개입을 하게 되어 자칫 세계대전으로 확산될 수도 있습니다."

아닌 게 아니라 스승님의 말씀처럼 미국은 이라크를 격렬하게 성토했고 전쟁 분위기는 점차 고조되어 갔다.

해를 넘겨 1991년 1월 17일, 미국을 비롯한 다국적군은 드디어 이라크와 쿠웨이트 전역에 산재해 있는 이라크의 주요 군사 시설에 대대적인 야간 기습 공격을 감행함으로써 이라크를 쿠웨이트에서 축출하기 위한 걸프전이 시작되었다.

  2월 13일, 스승님께서는 나를 부르셨다.

  "걸프전이 장기화되지 않도록 해야겠어요. 무견이 걸프전 종전을 전담해서 운영하세요."

  "제가요?"

  나는 이런 엄청난 일을 전담한다는 것이 기쁘면서도 한편 두려운 마음이 들었다. '자칫 실수라도 하면 어떻게 할 것인가?'하는 두려움도 있었지만 그보다는 사명감이 더 컸다.

  "예, 그렇게 하겠습니다."

  "이번 氣운영 조건은 이 은장도로 전쟁조종 회로를 그려서 일곱 장마다 즉시 소각하세요. 이것을 네 번 반복한 후 '사무처리'를 하세요. 이 운영은 12일간 계속해야 합니다. 자, 은장도를 받으세요."

  스승님께 비품으로 받은 은장도는 평범한 은장도가 아니었다. 날카로운 칼날을 뽑아내고 대신 둥근 주석 봉棒으로 대체한 것이었다.

  여기서 간단하게 氣운영 조건에 대해 설명하겠다. 먼저, 사무처리란 글자 그대로 사무를 처리하는 것인데, 우리는 氣를 운영하고 매듭짓는 결재의 의미로 쓴다. 비품은 앞서 말했듯 특정한 목적을 위해 물질을 특정한 모양으로 제작하여 氣를 운영하는 氣의 태를 뜻한다.

  여기에서 비품으로 지정된 은장도 즉, 칼은 힘을 상징하며 무기로서 전쟁을 의미한다. 그런데 칼을 빼고 주석봉朱錫棒으로 대체한 것은 주인의 권위를 상징하는 '주석主席'이라는 의미와 氣를 응축시키는 주석의 물성物性이 갖는 의미를 함께 쓰고자 한 것이다.

우리가 氣운영을 할 때는 온갖 물질이 다 비품의 대상이 된다. 비품으로 쓰는 물질은 그 자체가 가지고 있는 고유의 의미와 물성을 기화氣化시켜 쓰는 것이다. 예를 들면, 은銀은 그 성질이 연성軟性이 매우 뛰어나서 기운을 세상에 펼치고자 할 때 쓰인다. 그런데 주석은 은과 반대로 오히려 기운을 모아들이는 성질이 있다. 전체적으로 보면 칼은 전쟁을 의미하며 주석은 거두어들이는 것이니 전쟁을 끝내고자 하는 의도를 이 비품의 성질을 써서 운영하는 것이라 할 수 있다.

그리고 내가 전쟁을 종식시키는 운영을 전담하게 되었다는 것은 내가 무술인이라는 의미와도 통한다고 생각한다. 나는 지체 없이 운영에 들어갔다. 이 세상에 태어나서 한 번도 가본 적이 없는 먼 타국의 일이지만 내가 마음을 써서 이 전쟁을 종식시킬 수 있다면 얼마나 값진 일이며 의미 있는 일인가. 나는 사명감을 가지고 오직 평화를 바라는 마음으로 진지하게 운영에 임했다.

마지막 날인 운영 12일째, 대구 도량에서 최종 마무리를 하고 났을 때였다. 마무리를 마치는 그 순간 내 몸은 갑자기 용수철에 튕겨지듯 앉아 있던 자리에서 벌떡 일어나서 무엇에 끌려가듯 창가로 뛰어가게 되었다.

"……!……"

바로 그때 휙 지나가던 차가 내 눈에 들어왔는데 차량번호가 '7777'이었다. 이번 氣운영 조건이 전쟁조종 회로를 일곱 장마다 즉시 소각하는 것을 네 번 반복한 후 사무처리를 하는 것이었다. 7이 4번 반복되는 것인데, 차량번호가 7777이니 이 얼마나 놀라운가!

그리고 수가 지닌 의미를 보면 '7'은 세상을 조종하는 수인데, 7이 네 개씩 겹치는 것은 해체와 소멸의 의미를 갖고 있다. 즉, 세상에서의 어떤 일이 마무리 된다는 의미인 것이다.

그 순간 나는 '이번 운영이 바르게 잘 되었고 그 결과가 곧 드러나겠구나.'하는 것을 확신할 수 있었다.

아니나 다를까 이틀 뒤에 사담 후세인 대통령은 이라크군에게 쿠웨이트 철수 명령을 내렸다. 이는 이라크의 전쟁 패배를 시인한 것이다. 곧이어 다국적군은 27일, 쿠웨이트를 완전 탈환했다. 28일에는 사담 후세인 대통령이 이라크군에 대해 정전停戰 명령을 내렸고, 곧이어 부시 미 대통령이 종전 선언을 함으로써 걸프전은 완전히 막을 내렸다.

이 운영에서 특히 눈여겨 볼 일이 있었는데, 그것은 역풍에 의해 화학전이 무산된 것이었다. 당시 걸프 주둔군 미 해군 사령관 '스탠리 아서' 장군은 24일 지상전 개시 직후 풍향이 돌변하는 바람에 이라크의 화학탄 공격을 막을 수 있었다고 아슬아슬했던 상황을 다음과 같이 밝혔다.

"강하게 남쪽으로 불어대던 바람이 지상전 개시와 때맞춰서 북쪽으로 방향을 틀었기 때문에 다국적군이 이라크의 화학무기 공격으로부터 벗어날 수 있었다. 나는 이라크의 병사들이 풍향이 바뀌기 바로 직전까지도 화학탄 공격을 준비하고 있었다고 확신한다."

지상전이 개시된 24일은 내가 12일간의 운영을 마무리하던 바로 그 날이었다.

종전 소식을 들으신 스승님께서는 크게 기뻐하셨다.

"무견, 수고했어요. 걸프전에서 만약 화학무기가 사용되었다면 걸프전은 쉽게 끝나지 않았을 것이며, 엄청난 인명 피해가 발생할 수도 있었고, 자칫 인류 멸망의 위험으로 치닫게 되었을지도 모릅니다. 다행히 걸프전 종전 운영의 결과로 화학무기가 사용되지 않고 쉽게 종전되었어요. 무견이 아주 잘 처리해주어서 정말로 다행입니다. 세상을 위해 큰일을 했어요."

모든 것이 스승님의 명으로 한 운영이었지만 그 역할을 다했다는 자부심으로 뿌듯했다.

태풍을 마음대로

"북태평양 고기압을
위로 밀어 올려서
태풍을 끌어올리도록 합시다.
태풍을 불러들여서
비를 뿌리도록 하는 거예요."

4

태풍을 마음대로

　1994년 7월이었다. 그해 여름은 유난히 무덥고 가물었다. 50년 만에 찾아왔다는 폭염과 가뭄은 논밭을 거북 등처럼 갈라놓았으며, 물고기와 가축은 떼죽음을 당하고, 식수까지 부족해 전국이 고통스러운 나날을 보내고 있었다. 7월 중순경, 중부지방 등에서 잠시 간간이 소나기가 내려 일시적으로 기온이 하강했지만 가뭄 해갈에는 역부족이었다. 특히 영호남지역은 거의 빈사 상태나 다름이 없을 정도였다.
　그러던 중 반가운 소식이 들려왔다. 필리핀 동쪽 해상에서 발생한 7호 태풍 '월트'가 천천히 북상하고 있다는 소식이었다. 다른 때 같으면 전혀 반갑지 않을 태풍이었지만 전국이 워낙 가뭄과 찜통더위에 시달리는 형국이어서 "이번만큼은 제발 태풍님이 와주십사."하는 판이었다.
　그런데 20일의 기상예보는 가뭄 해소에 대한 국민들의 기대를 저버렸다. '월트'가 우리나라에 전혀 영향을 주지 못하고 진로를 바꾸어 일본 남동쪽으로 빠져나갈 것이라는 기상예보였다. 전국은 다시 깊은 시름에 빠져들었다.

급기야 보다 못한 전국의 제자들은 스승님께 간절한 청을 올렸다. 스승님께서는 흔쾌히 승낙하셨다. 스승님께서도 내심 많이 걱정하고 계셨으나 제자들의 세상에 대한 마음을 지켜보고 계신 중이셨다. 전국의 제자들은 스승님께서 이번 가뭄 해소 氣운영을 하신다는 생각에 모두 기뻐했다. 그리고 한편으로는 '과연 이번에는 어떤 방법으로 비를 불러 오실까?'하는 기대를 하고 있었다. 이윽고 스승님께서는 보통 사람들이 전혀 상상할 수 없는 방법을 생각하셨다.

"지금 북태평양 고기압이 버티고 있어서 태풍이 올라오지 못하고 있으니 북태평양 고기압을 위로 밀어올려서 태풍을 끌어오도록 합시다. 태풍을 불러들여서 비를 뿌리도록 하는 거예요."

"태풍을 불러들인다고요? 예, 알겠습니다."

우리는 아무렇지도 않게 대답했다. 스승님과 함께라면 무슨 일이든 불가능이 없다는 것을 알기에 아무리 놀라운 일이라도 전혀 놀라운 사실로 받아들이지 않는 게 익숙하게 되어 있었다. 우리는 보통 상식으로는 말도 안 되는 일들도 너무 당연하게 받아들였다.

스승님께서는 각지의 제자들에게 팀을 짜게 한 다음 氣운영을 명하셨다.

7월 21일, 제자들을 지명해 세 팀으로 구성하고, 각각 자동차를 타고 부산, 마산, 군산에서 출발, 북상해 원주에서 합류하도록 지시하셨다. 부산, 마산, 군산의 공통점은 바로 도시의 이름 뒷자리가 모두

'산山'이라는 것이다. 부산, 마산, 군산에서 氣운영을 출발토록 한 것은 지정된 지역 이름에서 '산'의 의미를 살린 것이었다. 가로막고 있는 북태평양 고기압의 기단을 산으로 보고 부산, 마산, 군산의 세 산을 연결해서 원주라는 정점으로 끌고 올라오라는 의미였다.

이 운영을 하자, 북태평양 고기압에 막혀 북동진해 일본 남동쪽으로 빠져나가리라고 예측했던 태풍 '월트'가 갑자기 일본 열도 남동쪽에서 거의 90도로 방향을 꺾어 서쪽으로 방향을 바꾸어서 한반도 쪽으로 밀려 올라왔다.

태풍의 갑작스러운 진로 변경에 기상당국은 흥분하는 한편 한반도에 비를 뿌리고 갈 것을 기대했다. 바람대로 氣운영 다음날인 22일, 전국에 국지성 비가 내렸다. 광주에는 42.7㎜의 비가 내리고 서울과 수원에도 적은 양이지만 소나기가 내렸다. 하지만 폭염을 해결하기에는 많이 부족했다. 여기에 기상청은 태풍의 세력이 약해져 한반도에 이르지 못하고 소멸되어 버리거나 동해 먼 바다로 지나갈 것으로 관측했다.

이에 스승님은 심각한 어조로 말씀하셨다.

"안 되겠어요. 이번에는 내가 직접 운영에 나서야겠어요. 태풍이 너무 약해져서 소멸해버리면 아무런 소용이 없습니다. 세력이 더 약화되기 전에 서둘러 태풍의 방향을 우리나라 쪽으로 틀어야겠어요. 빨리 서두릅시다."

스승님은 나와 보리 김기원, 다솔 최돈열, 현명옥을 대동하시고 옥천, 원주, 춘천으로 향하는 氣운영을 하셨다. 이번에는 氣운영자들과 태풍을 氣연결하신 것이다.

"이번 운영은 자동차 두 대로 움직이는데 내 차에는 무견과 다솔 그리고 현명옥 선생이 동승하고, 보리는 혼자 차를 몰고 내 차를 뒤따라오세요. 그렇게 가다가 옥천과 원주, 춘천에서 한사람씩 내 차에서 내려 보리의 자동차로 옮겨 타도록 하세요. 태풍을 위로 끌어올려야 하는데, 갑작스럽게 밀어닥치면 큰 피해를 보게 되고, 세력이 단번에 약화되면 가뭄 해갈에 아무 도움을 주지 못하기 때문에 세 단계로 힘을 약화시키면서 위로 끌어올리려는 것입니다."

25일 오전 11시경, 나는 최돈열, 현명옥과 함께 스승님의 차에 동승했다. 첫 번째 기착지인 옥천 톨게이트에서 현명옥이 먼저 내려서 보리 선생의 차에 옮겨 타고, 나는 원주에서 내려 옮겨 탔다. 그리고 그때부터 스승님께서 직접 운전을 하셔서 춘천까지 갔다. 춘천에서는 최돈열이 옮겨 탔다. 원주에서 춘천으로 가는 중에 갑자기 소나기가 한차례 내리는 것을 보고 운영이 순조롭게 되고 있음을 감지할 수 있었다. 라디오에서는 월트가 한반도 쪽으로 방향을 급선회했다는 뉴스를 내보내고 있었다. 우리가 춘천에 도착한 것은 밤 9시가 넘어서였다.

그 운영으로 한반도를 덮고 있던 북태평양 고기압은 완전히 북쪽으로 밀려나게 되었다. 26일 새벽 2시부터 영호남 일대에 비가 오기 시작해 29일부터는 중부지방까지 비가 와서 전국은 완전히 해갈되었다.

신문에서는 이번 월트 태풍을 '한반도에 상륙해달라는 기원을 받은 유일한 태풍', '효자 태풍'으로 묘사했다. 그리고 그 이상한 행로에 대해 '럭비공 튀듯 방향을 바꾼 태풍'으로 표현했으며, 기상청에서도

"이런 건 처음이며, 이런 이상한 태풍의 행로는 앞으로 연구할 과제다."라고 발표했다.

　27일 이후, 태풍 월트의 10일간의 경로를 살펴보니 氣운영의 코스와 그 행보가 너무나도 비슷한 곡선을 그리고 있었다. 옥천, 원주, 춘천에서 한 사람씩 스승님의 차에서 내려 보리 선생의 차로 옮겨 탄 것처럼 태풍 월트는 일본 상륙 전 1단계 약화, 상륙 후 2단계 약화, 대마도 부근에서 3단계 약화로 소멸되었다.
　이 운영은 특히 의미하는 바가 크다. 태풍의 진로를 바꾸는 정도가 아니라, 기단을 움직이고 태풍의 세력을 세 단계로 약화시켜서 아무런 피해 없이 조종한 것이다. 이것이 과연 인간이 할 수 있는 일이란 말인가!
　운영에 참여해서 모든 것을 직접 보았어도 쉽게 믿기지 않을 정도였다. 이 경이롭고 신비로운 지혜와 힘 앞에 고개가 절로 숙여졌다. 그렇다. 이것은 기술이 아니다. 만약 기술이라면, 그래서 누구나 배워서 누구든지 할 수 있다면 이 세상은 극도의 혼란에 빠져 들게 될 것이다. 천기와 지기를 조종해 세상을 제도하는 것은 하늘을 알고 땅을 알며, 그 도리를 거슬리지 않는 자의 몫인 것이다. 이는 결국 세상을 이롭게 하려는 제도자淸度者의 몫이요 역할이다. 이것이야말로 진정한 '홍익정신弘益精神'이라고 할 수 있다.

화기火氣 제압을 위한 화산 氣운영

"이 검으로
화기를 제압하겠다고
생각하면서
검법을 펼쳐보세요."

5

화기火氣 제압을 위한 화산 氣운영

　스승님께서는 9.11 테러 미국 대참사 직후 다음과 같이 말씀하셨다. "이번 사태를 조치하더라도 이 문제는 향후 2년 이상 계속될 것입니다."

　그리고 그즈음 가을부터 화산火山에 다녀와야 한다고 하셨다. 그 무렵 아프칸과의 전쟁이 미국의 승리로 마무리되었지만 전쟁의 불씨는 남아서 곳곳으로 번질 위험이 있었다. 중국, 러시아, 유럽이 만나는 요충지인 아프칸에서 주도권을 쥐게 된 미국의 부시 대통령은 2001년 12월 27일에 2002년을 '전쟁의 해'로 선포했다. 그 결과 전쟁의 긴장감은 한층 더 고조되었다.

　2001년 12월 31일, 한 해를 마무리하는 특별수련 중 스승님께서는 심각하게 말씀하셨다.

　"2002년은 '불의 해'로 명명할 만큼 불기운이 왕성한 해입니다. 불기운은 화기인데, 이 화기란 곧 전쟁의 기운으로 세상에서는 이로 인해 전쟁이 일어날 위험이 아주 높아집니다. 때문에 우리가 화산에 가서 먼저 조치를 취해야 합니다."

스승님의 말씀에 따라 여행사 '짚 투어'를 운영하고 있던 도창원과 이상범의 주도로 본격적인 여행 계획을 수립해, 2002년 1월 24일부터 1월 28일까지 5일간 제자 116명이 스승님을 모시고 인도네시아 반둥 지역의 '땅꾸반 뿌라후' 화산지대의 '가와라뚜 분화구'로 氣운영을 다녀오게 되었다.

해발 2,096m의 땅꾸반 뿌라후 화산은 자바섬 최대의 화산으로 1960년대 초반에 폭발한 후 아직도 곳곳에서 유황 연기가 피어오르는 활화산이었다. 우리가 도착했을 때는 한낮의 뜨거운 태양이 작열하고 있었는데, 가와라뚜 분화구 안 곳곳에서 짙은 회색빛의 유황연기가 피어오르고 있었다.

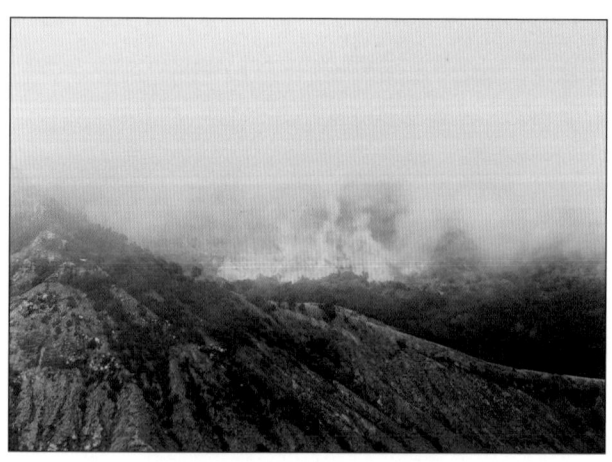

분화구에서 올라오고 있는 유황연기

이번 화기제압 氣운영에 스승님께서는 은행나무로 만든 목검 하나를 가지고 가셨다. 화산으로 오르는 버스에 나는 스승님과 동승했는데 그 목검이 유난히 눈에 띄면서 '어쩌면 내가 저 검을 한번 써야 할지도 모르겠다.'라는 생각이 들었다.

아니나 다를까 목적지에 도착해 버스에서 내리자마자 스승님께서는 "지금부터 이 검으로 세상의 화기를 제압해야 하는데, 무견이 이 검으로 氣운영을 해보세요."라고 하셨다. 순간, 내 생각이 맞아떨어졌다는 생각에 묘한 기분이 들었다. 마음으로 이미 짐작하였던 터라 망설임 없이 답했다.

"예, 알겠습니다. 스승님."

"이 검으로 화기를 제압하겠다고 생각하면서 검법을 펼쳐보세요."
검을 받아든 나는 마음을 가다듬고 검을 운영하기 시작했다. 이럴 경우 특별히 정해진 검법을 하지 않는다. 마음과 검을 일치시켜 氣의 흐름을 타고 검을 운영했다.

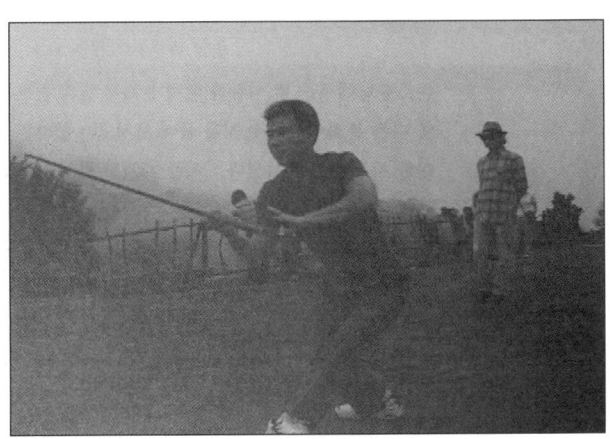

목검으로 氣를 운영하고 있는 모습

가벼운 목검이 무겁게 느껴질 정도로 온몸에 검기劍氣가 느껴졌다. 검에 몰두해 氣운영을 하고 있는데 갑자기 사방이 어두워지기 시작했다. 그리고 갑자기 주위에서 "와!" 하는 탄성이 일어났다.

처음에는 내 검술을 보고 감탄하는 탄성인가 했는데 그게 아니었다. 사람들은 분화구 쪽을 바라보고 있었다. 검을 운영하면서 나 역시 힐끗 분화구 쪽을 쳐다보았다. 그런데 분화구 안에 커다란 구름기둥이 서 있는 것이 아닌가!

이미 여러 번의 氣운영을 통해 기적 같은 현상들을 수없이 봤으나 볼 때마다 놀랍기는 마찬가지였다. 나는 신이 나서 계속 검을 운영했다. 검 운영을 하면서 변화를 살폈는데 구름기둥이 사라지더니 이번에는 분화구 밖에서 안쪽으로 운무가 쏟아져 들어갔다.

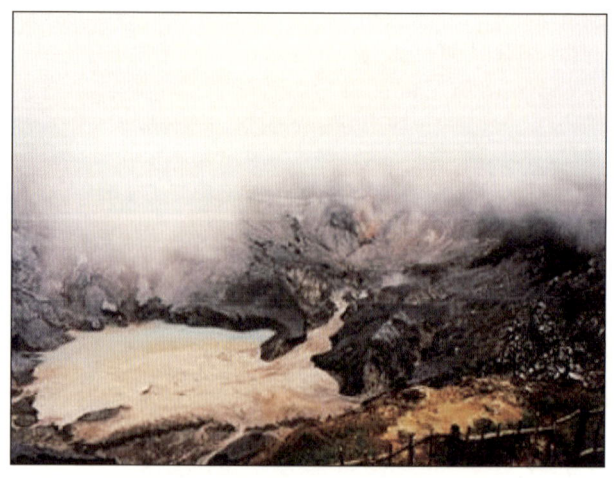

분화구 안으로 운무가 빨려 들어가는 모습

이윽고 운영을 마치고 검을 스승님께 전해드리고 다시 분화구를 바라보자 분화구 안은 운무로 가득 차 있었다.

스승님이 미소로 말씀하셨다.

"이 운영은 화기火氣를 수기水氣로 제압하려 한 것인데 지금 그 증거가 나타나고 있네요."

우리가 인도네시아의 화산 분화구에서 '화기제압 氣운영'을 마친 그날부터 인도네시아에는 비가 오기 시작했다. 그리고 모든 일정을 마치고 귀국한 다음날부터는 인도네시아 전역에 폭우가 내렸다. 화산이 터져 수많은 희생자를 냈던 콩고에도 홍수가 날 정도로 많은 비가 내렸다.

이런 현상들은 모두 화기가 수기로 제압되었다는 것을 단적으로 보여주는 증거였다.

이 밖에도 중국 무이산에서의 전쟁조종을 위한 운영과, 황산에서의 전쟁제도 마무리 운영 등을 비롯한 수많은 세상제도에 참여했으나 여기서 일일이 다루기에는 어려움이 있어 아쉽지만 생략하기로 하겠다.

바람의 방향을 바꿔보시오

내가 했으면서도 믿어지지 않는
그 놀라운 광경에
잠시 넋을 놓고 있었다.
이것을 어떻게 설명해야 좋은가.
어떻게 이런 일이
일어날 수 있단 말인가.

6

바람의 방향을 바꿔보시오

1987년 2월, 앞서 말한 바와 같이 나를 비롯한 제자 20여 명이 스승님 댁에서 합숙하면서 한 달간 특별정진을 했다. 일과의 대부분은 스승님께서 연구하신 우주의 근본도리를 배우면서 각자에게 주어진 조건에 따라 공부하는 것이었다.

스승님께서는 과학적이고 합리적인 분이었고 이성적으로 현실을 냉철하게 판단하셨지만 때로는 현대 과학으로 풀어내지 못하는 실험들, 氣로서 물질계를 조종하고 조정하는 일반인이 보기엔 기적으로 밖에 설명되지 않는 실험들을 하셨다. 그리고 때에 따라서는 모든 것을 버리고 원점에서부터 출발하셨다. 과거의 전통, 권위 있는 종교경전, 심지어는 모두가 진실이라고 믿고 있는 일반적 상식조차 거부하실 때도 있었다. 문제의식과 의문으로 출발해서 관찰과 실험 그리고 그 결과에 대한 분석이 스승님께서 하신 방법이었다. 스승님께서는 氣는 과학이라고 늘 강조하셨다. 아직은 우리 인류가 완벽하게 이해할 수 없지만 언젠가는 분명하게 밝혀질 것이며, 현재 학교에서 배우는 과학 과목처럼 배우게 될 것이라고 하셨다.

　제자들에게 "무조건 내 말을 믿어라."라고 하신 것이 아니라, "와서 보라. 그리고 해보라. 내 말이 진실인지 아닌지 직접 확인하라."라고 말씀하셨다. 그리고 늘 사물을 새로운 관점으로, 새로운 시각으로 관찰할 것을 주문하셨다.

　그즈음 스승님께서는 氣의 활용과 운용에 대해서 한참 연구를 계속하고 계셨다. 스승님께서는 온갖 실험을 다하셨는데, 매우 이성적이고 합리적인 방법으로 진행하셨다. 어쩌다 일어난 기적 같은 일도 그대로 인정하지 않으셨다. 기적이라 할지라도 반드시 거기에 감춰진 과학적이고 합리적인 이유가 있다고 여기셨기 때문이다.

　당시에 스승님께서 하셨던 氣를 이용한 실험들을 몇 가지만 들어보겠다.

첫째, 옥수수 수꽃에 열매 달기

　일반적으로 모든 생물은 암수가 있고 당연히 암컷이 모태가 되어 대를 잇는다. 옥수수도 예외는 아니다. 이 실험의 단초는 아주 단순했다. 옥수수를 쥐들이 하도 갉아먹어 '가장 높은 줄기 맨 위에 옥수수가 열리면 설마 쥐가 갉아먹지는 못할 테지.'하는 다소 장난기 어린 생각에서였다. 옥수수에 氣운영을 한 결과 옥수수 줄기 맨 꼭대기에 열매가 달렸다. 이것은 보통 사건이 아니다. 옥수수 줄기 끝은 수꽃이다. 보통 옥수수가 열리는 것은 수꽃의 밑줄기에 있는 암꽃이다. 옥수수 꼭대기에서 열매가 달렸다는 것은 결국 수꽃에서 열매가 달렸다는 것이다.

둘째, 개를 조종하여 잠들게 하고 깨우기

스승님댁의 농막 근처에서였다. 우연히 멀리 떨어져 있는 개를 발견하고 氣운영을 하신 실험이었다. 그때까지 비를 오게 하거나 멈추기, 구름을 흩어지게 하거나 모이게 하기 등의 자연현상에 대한 실험, 그리고 식물에 대한 실험들은 흔히 해오신 일이었다. 그날은 개와 같이 살아있는 동물에게도 氣운영의 결과가 나타날까 하는 호기심도 있으셨던 것 같다. 스승님께서 몇십 미터 이상 떨어져 앉아 있는 누렁개를 발견하시고는 우리들에게 말씀하셨다.

"저 개를 한 번 잠재워 보도록 하지요."

누렁개는 아무 것도 인식하지 못한 채 한가롭게 어슬렁거리고 있었고, 우리들은 비디오카메라에 그 모습을 담았다.

스승님께서 동작으로 氣운영을 시작하자 잠시 뒤 누렁개는 주위를 몇 번 둘러본 뒤 두 귀를 쫑긋거렸다. 그러더니 하품을 몇 번 하고는 그대로 잠들어버리고 마는 것이었다. 모두들 소리는 내지 못하고 눈으로 감탄의 기색을 나타냈다. 5분쯤 지나서 스승님께서 미소를 지으시며 "자, 이제 다시 저 개를 깨워보겠습니다."하시며 氣운영을 하자 이내 누렁개는 무엇에 놀란 듯 일어나더니 아무 일도 없었던 것처럼 전과 마찬가지로 어슬렁거렸다.

셋째, 죽은 거미 살려내기

이 실험 역시 우연히 발견된 이제 막 죽은 거미를 대상으로 氣운영을 한 것이다. 스승님 댁 농막 근처 나무에서 거미줄에 붙어있던 죽어있는 거미를 발견하고 그것을 살려내는 운영을 하셨다. 그 거미에게서 생명의 징후라고는 전혀 발견할 수 없었다. 스승님께서는 그 거미를 손바닥에 올려놓으시고는 잠시 온기를 쏘이는 동작을 하셨다. 그러자 보고 있는 나조차도 도저히 믿을 수 없는 일이 일어났다. 거미가 살아 움직이기 시작하는 것이었다. 이것은 나 혼자 본 것도 아니라 스승님의 어린 자녀들도 함께 보았다. 이런 장면들은 비디오카메라로 녹화해서 지금까지 남아있다.

이 외에도 수많은 실험 사례가 있지만 여기서 줄이고 특별 정진 수련 이야기로 돌아가자.

스승님께서는 한 달간의 특별 정진 수련 기간 동안 꼭 지켜야 할 조건을 주셨는데, 그것은 한 달 내내 '일체 눕지 않는 것'이었다. 이를테면 불가에서의 장좌불와長坐不臥와 같이 밤이고 낮이고 눕지 않고 지내는 것이다. 성철 스님도 8년 동안을 장좌불와로 지냈다고 하고, 심지어 몇 십 년씩 장좌불와로 지내다가 그대로 열반에 드시는 스님들도 있다고 들었다.

'그렇게 몇 십 년씩 하시는 분들도 있는데 그깟 한 달이야 못 견디겠는가.' 하고 시작했는데 역시 고통스러웠다. 명상에 들어서 몇 시간 동안 정좌하는 것은 이미 익숙해져 있었지만 잠을 잘 때도 앉아서 자야 하는 것은 여간 힘든 일이 아니었다. 그러나 하루 이틀 시간이 흐르면서 차츰차츰 견딜만해져 갔다. 시간이 지날수록 수련의 열기는 점점 고조되어 갔다. 스승님께서도 더욱 열정을 내어 가르쳐주셨다.

그러던 어느 날, 오후 7시에 시작하여 꼬박 밤을 새우고 이튿날 정오까지 화장실에 다녀오는 시간 외에는 잠시의 쉼도 없이 계속 법문을 해주셨다. 사자후를 토해내는 스승님의 법문을 듣던 제자들은 감동과 감격에 휩싸였다. 하지만 자정을 넘겨 새벽녘이 가까워지자 하나둘씩 졸기 시작하더니 아침이 되자 대부분이 고개를 떨어뜨리며 꾸벅꾸벅 절을 하기에 이르렀다. 그런데도 스승님께서는 한 점 흐트러짐 없이 무려 17시간을 자리 한 번 뜨지 않으시고 법문을 계속하셨다. 이렇듯 가르침에 대한 열정과 제자에 대한 스승님의 사랑은 그 후 나 자신을 바르게 세우고 공부에 열중하게 하는 데 크나큰 원동력이 되었다.

그렇게 수련이 계속되던 어느 날, 스승님께서는 조용히 나를 따로 부르셨다. 당시 스승님 댁은 논 한가운데 자리 잡고 있는 농가였다. 스승님과 함께 집 뒤로 돌아가니 추수가 끝난 논에 볏짚 더미가 있었다. 스승님께서 그 볏짚 더미에 불을 붙이셨다. 볏짚 더미는 이내 하얀 연기를 내면서 타오르기 시작하였다. 마침 겨울이라 서북풍이 불고 있었다. 볏짚 더미에서는 바람의 방향을 따라 하얀 연기가 비스듬하게 피어오르고 있었다.

스승님께서 나에게 말씀하셨다.

"지금부터 氣를 운영해서 바람의 방향을 반대로 바꾸어 보세요."

나는 순간적으로 당황했다.

"예? 제가요?"

스승님께서는 빙긋이 웃으시며 고개를 끄덕이셨다. 나는 얼굴이 붉어졌다. 언감생심焉敢生心, 그런 기적 같은 일은 스승님께서나 할 수 있는 일이라고 생각해왔던 것이다. 스승님은 내 속을 다 아신다는 표정으로 빙긋 웃으시며 다시 말씀하셨다.
"할 수 있으니 걱정 말고 해 보세요."
그 말씀에 용기를 얻어 피어오르는 연기 기둥 앞에 서서 마음을 가다듬고 동작을 하면서 氣운영을 시작하였다. 잠시 후 내가 하면서도 선뜻 믿기지 않는 일이 일어났다. 바람의 방향이 지금까지와는 정반대로 부는 것이 아닌가! 볏짚 더미에서 뿜어대던 흰 연기가 이전과 반대로 기울어져 있었다.
『삼국지』에 보면 제갈공명이 동남풍을 빌기 위해 제단을 쌓고 며칠을 정성을 다하여 기도를 드리는 장면이 있다. 그렇게 정성을 드려야 바람의 방향을 바꿀 수 있었다. 그런데 나는 지금 간단한 동작으로 순식간에 바람의 방향을 바꾼 것이다. 그것은 착각이 아니었다. 그 순간 저 멀리 보이는 공장의 굴뚝에서 나오는 연기의 방향이 운영하기 전의 방향으로 기울어져 있는 것이 보였기 때문이다. 그것은 내가 운영한 여기의 바람 방향만 바뀌었다는 것을 의미하는 것이었다. 내가 했으면서도 믿을 수 없는 놀라운 광경에 한동안 넋을 놓고 있었다. '이것을 어떻게 설명해야 좋은가!', '어떻게 이런 일이 일어날 수 있단 말인가!'
의문이 꼬리를 무는 순간 바람은 서북풍으로 다시 돌아갔다. 예수님의 명령으로 물 위를 걷던 베드로가 의심을 품은 순간 물에 빠졌다고 한다. 나 역시 같은 상황인 듯했다. 다만 물에 빠지지 않았을 뿐. 나는 다시 한 번 해보고 싶었다. 동작을 시작하자 다시 바람이 동남풍으로 바뀌었다. 충격 속에서 가슴이 떨려왔다.
"스승님, 氣는 과학이라고 하셨지요?"

스승님께서는 여전히 빙긋이 웃고 계셨다.

그렇다. 氣는 과학이다. 동일한 실험조건에서 동일한 결과가 나온다면 거기에는 공통된 원인이 있다. 현재의 과학기술로는 氣에 대한 모든 것을 완벽하게 증명할 수는 없지만 미래에는 오늘날 우리가 전기를 마음대로 이용하듯 氣를 완벽하게 이용하면서 살아갈 날이 올 것이다.

어쨌거나 스승님께서는 남다른 능력이나 기적이 특정한 사람에게만 일어나는 일이 아니라는 것을 몸소 체험하게 해주셨다. 개인에 따라 선천적인 능력의 차이가 있을 뿐 수련의 깊이와 노력에 따라서 누구나 그 능력을 계발할 수 있을 것이다.

가오도의
춤추는 미역

"저 미역이 내 뜻을 따라줄까요?"

7

가오도의 춤추는 미역

1987년 여름 어느 날, 나는 김기원, 정석용, 정일동, 하성○, 윤명○, 장대○ 등 도반들과 함께 스승님을 모시고 경남 거제의 가오도(일명 가왕도)라는 섬에 가게 되었다. 섬으로 가는 배 위에서 스승님께서 말씀하셨다.

"저기 보이는 섬들은 겉으로 보면 모두 각각인 것 같지만 실상은 바닷물에 가려져 있을 뿐 모두가 이어져 있습니다. 따라서 섬의 능선을 따라가면 섬은 따로 있지 않고 산과 같이 서로 이어져 있으니 그 모두가 하나임을 알게 되지요. 우리 지구에는 오대양 육대주가 있으나 그들이 바다의 내부에서는 모두 이어져 있어요. 실은 하나인 것입니다. 이것을 알아야 진실을 볼 수 있습니다. 우리가 섬을 섬으로 보게 되는 것은 바닷물이 있기 때문인 것처럼 우리의 시각을 가리고 있는 장애물들을 말끔히 걷어내야 만물의 실상을 있는 그대로 볼 수 있습니다."

이 말씀의 핵심은 어찌 보면 아주 소박하고 간단한 것이다. 인간을 비롯한 세상 모든 것, 그것이 생물이건 무생물이건 서로 연결되어 있다. 각각 다른 모습을 가지고 있으나 깊은 내면에서는 모두 통하고 있으며, 각자 고유성을 유지하고 있는 듯 보이나 본질은 하나라는 것이다. 따라서 전혀 상관이 없는 듯 보이는 것들도 실상 그 내면적으로는 서로 연결이 되어 있다는 것이다.

그렇다면 각각 다르면서도 같은 그들은 무엇으로 연결되어 있을까? 그것은 바로 氣다.

여기에서 氣란 매우 광범위한 의미이다. 물론 지금까지 많은 사람들에 의해서 온갖 매체에서 氣에 대한 정의를 내린 바 있지만, 우리가 쓰는 氣에 대한 함의含意는 더욱 많은 것을 포용한다. 사람은 물론 모든 생물과 사물에 고유의 氣가 있다는 것은 이미 수많은 연구를 통해서 밝혀져 있다.

인도에서는 이런 생체적 氣와 비슷한 형태의 개념을 '프라나prana'라고 한다. 요즘은 서양의학에서도 생체적 氣의 존재를 인정하지 않을 수 없어서 '생체 에너지', '생체 자기 에너지' 정도의 용어로 통용하고 있다.

빌헬름 라이히(Wilhelm Reich, 1897~1957)라는 오스트리아 출신의 괴짜 정신분석학자가 있었다. 프로이트의 제자이면서 아주 독특한 삶을 살았던 그는 이런 생체 자기 에너지를 '오르곤Orgone'이라 명명했다.

그것을 무엇이라 부르든 氣라는 것이 존재한다는 것은 거의 정설로 받아들여지고 있다. 중국이나 우리나라의 성리학에서는 이미 오래

전부터 이기이원론理氣二元論이니, 이기일원론理氣一元論이니 하며 훨씬 더 넓은 개념으로 氣를 생각해 왔다.

이런 거창한 철학적 개념으로서뿐만 아니라 동양에서는 풍수지리風水地理라는 일종의 실용학문으로 실생활에서 氣를 이용해왔다. 인간의 길흉화복吉凶禍福과 연결해서 지형이나 방위 등을 따지는 일이 그것이다. 현대에는 풍수지리를 한낱 미신으로 치부하는 사람들도 있지만 예전에는 나라의 흥망성쇠興亡盛衰를 결정하는 아주 중요한 학문이었다. 새로이 도읍을 정하거나 궁궐을 짓는 일들을 모두 풍수지리에 의해 결정했다. 왕실이 그러하였으니 하물며 일반 백성들이야 말할 필요도 없다.

여러 학설과 이론이 있겠지만 풍수지리의 핵심은 '하늘과 땅과 같은 자연의 상서로운 기운을 어떻게 받을 것인가.'이다. 즉, '유용한 氣가 어디에 있으며, 그 氣를 어떻게 자신과 연결할 것인가.'이다.

자연적으로 좋은 氣가 응축되는 명당자리가 실제로 있기는 하다. 그러나 스승님께서 말씀하신 氣의 개념으로는 명당자리가 굳이 필요하지 않았다. 사물의 氣를 이용하여 지기地氣를 보조하거나 조정하면 어디든 명당이 되게 할 수 있기 때문이다.

다시 가오도 이야기로 돌아가자.

섬에 도착하자 맑은 공기와 시원한 바람 그리고 절경에 취해 모두 마음이 동요되었다. 10월에 접어들었지만 아직 햇볕은 뜨거웠다. 평소 물개로 소문난 정일동이 웃통을 벗어던지고 먼저 바다로 뛰어들자 이내 다른 사람들도 질세라 함께 뛰어들었다. 나는 바닷가의 바위에 앉아서 신나게 수영하고 있는 일행을 바라보고 있었다.
"이리 와서 이것 좀 보세요."
스승님께서 부르셔서 다가가 보니 바닷물이 들락날락하는 커다란 바위에 작은 절구만 한 홈이 있었다.
"이거 보입니까?"
자세히 보니 그 홈 안에 바닷물이 고여 있었고 미역 한 줄기가 자라고 있었다.
"예. 미역 같은데요. 참 신기합니다. 어떻게 저런 곳에서 미역이 자라고 있는지……."
스승님께서는 잠시 가만히 들여다보시다가 빙긋 웃으셨다.
"저 미역이 내 뜻을 따라줄까요?"
"예?"
"어디 한 번 봅시다. 잘 보세요!"
스승님은 그 미역을 향해 동작으로 氣운영을 시작하셨다. 그러자 미역이 서서히 움직이기 시작했다. 마치 미역에 줄을 매달아서 끌고 있는 것처럼 스승님의 손이 가는 대로 왼쪽으로 오른쪽으로 따라 움직였다.
마치 미역이 춤을 추는 것 같았다.
"……!……"
물에서 놀던 제자들도 몰려와서 감탄을 했다.
나는 그제야 스승님의 의도를 깨달을 수 있었다.
만물이 서로 떨어져 각각 독립된 개체로 존재하며 직접적 연관이 없어 보이지만 실상 그 내면은 氣로써 모두 이어져 있다는 것, 그러므로 서로 통하여 氣를 조종할 수 있으면 그 대상은 반드시 반응한다는 것을 스승님께서는 실증적으로 보여주셨던 것이다.

3

수행 중에서

20여 년 동안 스승님을 모시고 수도를 하면서
참 많은 것을 보고 듣고 느끼고 행했다.
그 중 몇 가지만 간략히 소개한다.

눈에 보이지 않는
또 다른 세계

우리가 사물을 본다는 것은
그 사물의 극히 일부분이거나
왜곡된 상만을 볼 수 있을 뿐이다.

1

눈에 보이지 않는 또 다른 세계

1989년 1월, 나는 좀 더 적극적으로 공부하기 위해 부산에서 운영하던 무술도장을 정리하고 스승님이 계신 대구로 이사를 했다. 그즈음 나는 흔히 쓰는 필름카메라로 공부 과정에서 일어나는 여러 장면들을 많이 찍었다. 회로나 제도의 진행 과정이나 동작 중에 일어나는 여러 형태의 결인結印을 연구하기 위해서였다. 그런데 이들 사진을 현상해보면 전혀 뜻하지 않은 무언가가 찍혀 나오곤 했다.

이런 현상은 특히 나와 나의 가족 그리고 내 주위에서 많이 찍혀 나왔다. 처음에는 단순한 실수이거나 잘못 현상된 것이겠거니 하고 별 관심을 두지 않았다. 하지만 그런 현상은 계속 일어났다. 혹 카메라의 문제가 아닐까 하여 수동카메라에서 자동카메라로 바꾸어서 찍어보기도 했으나 마찬가지였다. 후에 자료를 찾아보니 이와 유사한 사진들을 여러 곳에서 찾아 볼 수 있었다. 근래에는 이 같은 것을 인위적으로 조작해 만들어내는 일이 종종 있다고 들었다. 하지만 사진을 조작한다는 것은 비전문가인 나로서는 생각조차 할 수 없는 일이었다. 당시의 나로서는 이런 현상을 처음 접했기에 호기심이 적지 않았다.

　자세히 살펴보니 이들 사진들은 모양이나 색상, 빛의 강도 등이 제각기 달랐다. 분석한 결과 일정한 패턴을 발견하게 되었는데, 모양이나 색상 등에 따라 각각 특별한 의미를 담고 있다는 것을 알게 되었다. 사진을 찍는 사람과 찍히는 사람 그리고 그때의 상황에 따라서 각기 다른 현상이 나오는데, 당시 나는 이것을 일반 사진과 분류해 '기감응 사진氣感應 寫眞'이라고 불렀다. 기적인 감응에 의해 나타난 현상으로 판단한 것이다. 이러한 기감응 사진은 필름 한 통에 대여섯 장이 나오기도 했다. 내게 이러한 현상이 발견된 것은 '보이지 않는 것을 보다.'라는 의미로도 해석할 수 있는 나의 좌명 '무견'과 무관하지 않은 듯 했다.

　나는 이런 기감응 현상에 대해 깊이 연구해볼 만한 가치가 있다고 판단했다. 우선 '본다'는 것과 '보여 진다'는 것에 대한 바른 이해가 필요했다. 사물을 본다는 것은 외부세계를 파악하고 이해하는 데 매우 중요한 것이다. 외부정보의 90% 이상을 눈을 통해 받아들이기 때문이다. 그런데 우리가 '본다'는 행위를 할 때 왜곡 없이 있는 그대로 그 자체를 보고 있다고 확신할 수 있을까? 과학에서는 그렇지 않다고 이야기 하고 있다.

　우리가 사물을 본다는 것은 그 사물의 일부분이거나 왜곡된 상을 볼 뿐이다. 인간의 시력은 극히 제한되어 있어 일정한 한계를 벗어난 것은 볼 수 없다. 우리는 가시광선 내에서만 사물을 볼 수 있다. 자외선이나 적외선같이 가시광선의 범주를 벗어나면 특수한 기계 장치를 사용하지 않고서는 볼 수 없다.

　우리가 보는 것은 가시광선 내에서 그 사물이 흡수하지 못하고 반사하는 빛을 통해 사물을 인식하는 것이다. 그리고 보는 것은 다음과 같은 일정한 조건이 성립되어야만 한다. 사물이 너무 멀거나 너무 가까이 있어도, 너무 크거나 너무 작아도, 너무 밝거나 너무 어두워도, 너무 맑거나 너무 탁해도, 움직임이 너무 느리거나 너무 빨라도 제대로 볼 수 없다. 사물을 보기 위해서는 적당한 거리와 크기와 속도를 지녀야 한다. 또한 맑음과 탁함, 밝음과 어두움이 적절히 어우러져 조화를 이루어야 하는 것이다.

　한편, 보는 사람의 심리 상태나 감정의 기복에 따라 다르게 보여질 수도 있다. 이마저도 사물의 일부분만 볼 수 있을 뿐, 이면이나 내면의 상태, 사물 본래의 운동이나 작용은 볼 수 없다. 시력 너머의 세계를 보는 것은 특별한 직관이나 영감을 통해서만 볼 수 있다. 결론적으로 우리의 눈은 보이지 않는 여러 겹의 커튼으로 가려져 있는 것과 같다.

　눈은 자동조절 기능을 갖고 있어 대상과 상황에 따라서 열리기도 하고 닫히기도 하는데, 갑자기 모두 열리거나 닫히면 생존에 심각한 문제가 발생한다. 그런데 특수한 경우에는 평소 닫혀 있던 커튼이 열리면서 이제까지 볼 수 없었던 또 다른 세계를 볼 수 있게 되기도 한다. 영적으로 남다른 소질을 가지고 있거나 특별한 훈련에 의해서, 또는 심신이 허약한 상태에서 보게 되는 특수한 현상들이 바로 그것이다. 귀신이나 영체 같은 것을 보는 것도 이 경우에 해당한다. 하지만 이것은 불행한 일이다. 만약 보고 싶지 않은데도 자신의 의사와 관계없이 무엇인가가 수시로 보인다면 얼마나 불편하겠는가? 그렇기 때문에 우리가 지금과 같은 시각과 시력을 가지고 살아간다는 것은 큰 축복이 아닐 수 없다. 그런데 카메라와 같은 기계는 우리 인간의 생물학적인 조건과 전혀 관계가 없어서 어떤 현상들을 가감 없이 있는 그대로 찍어내는 경우가 종종 있다. 그러면 지금부터 내 주위에서 나타난 기감응 사진 중 특징적인 몇 가지를 소개하기로 하겠다.

다음의 사진은 1989년 8월, 내가 운영하던 '氣 수도장'에서 명상 중이던 나를 아내가 찍어준 사진인데, 내 좌우에 불기둥 같은 것이 보인다. 내가 앉은 뒤쪽에는 흰 벽에 자주색 휘장만 드리워져 있을 뿐인데 전혀 예상치 않았던 다양한 색들과 불기둥 현상이 찍혀 나왔다.

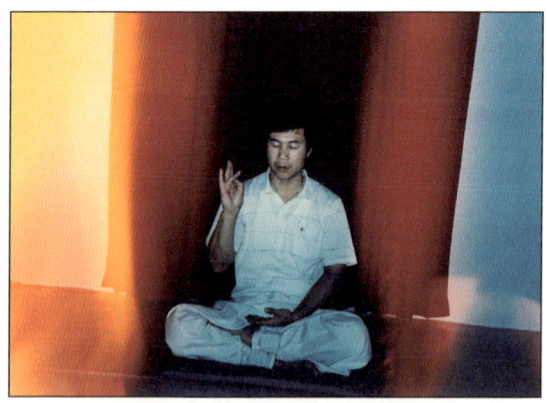

내 좌우에 불꽃과 같은 것이 보인다

다음 사진은 1990년 3월, 내가 氣운영을 하는 중에 자연스럽게 이루어지는 결인結印을 연구하는 과정에서 강한 氣의 응집 현상을 느끼고 아내에게 부탁해 찍은 사진들이다. 이 사진에는 (1)에서 (4)까지 기운이 점진적으로 강하게 응집되어지는 과정이 나타나 있다.

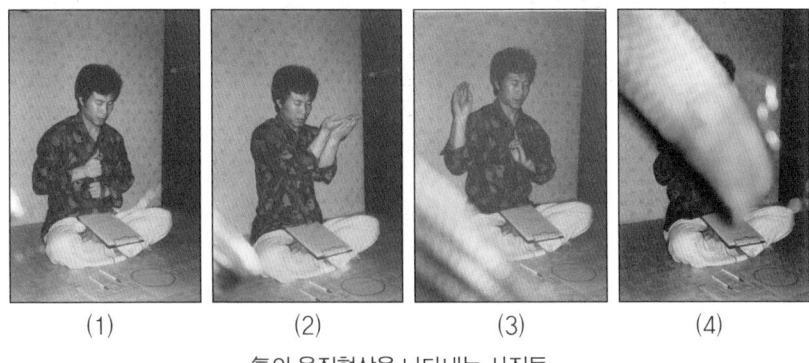

(1)　　　　　(2)　　　　　(3)　　　　　(4)

氣의 응집현상을 나타내는 사진들

나는 이런 '기감응 사진'이 '응집된 氣의 운동 상태'라고 믿고 있다. 물론 이런 현상은 육안으로 보이지는 않는다. 가시광선 밖의 빛이 카메라 렌즈를 통해 잡힌 것이기 때문이다. 그런데 이 '기감응 사진'에서는 氣의 음영까지도 나타났다. 그것은 우리의 육안으로는 보이지 않는 아주 미세한 물질이 빛을 차단하여 생긴 현상들이라 할 수 있다.

다음 사진은 내가 하던 회로제도의 진행 과정을 연구하기 위해 찍은 사진들이다. 대체로 제도는 오랜 기간을 두고 계속하기 때문에 중간 과정을 기록해두지 않으면 어떻게 진행되었는지 알 수가 없다. 그래서 나는 제도의 진행 과정을 사진으로 남겨 전체적인 진행을 연구해보고자 했는데, 제도를 찍은 사진들에서도 이런 현상이 나타난 것이다.

사진(1)에서는 제도 속으로 기운이 빨려 들어가는 것이 보이고, 사진(2)와 사진(3)에서는 원형의 기운이 이동했음을 볼 수 있다.

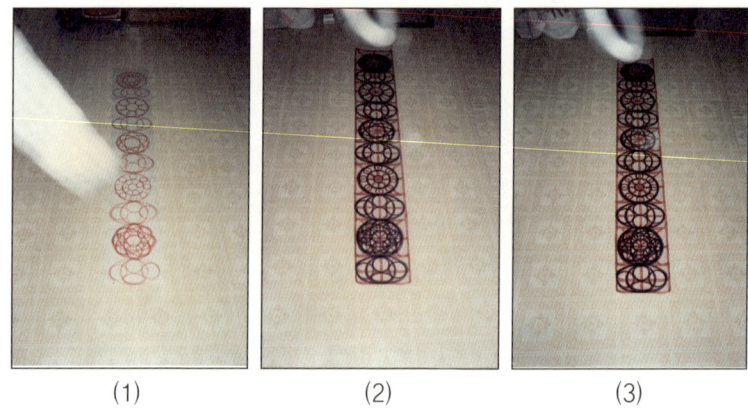

(1)　　　　　(2)　　　　　(3)

회로제도의 진행 과정을 기록한 사진

다음 사진(1)은 둘째 딸 지혜의 생후 5개월 때 찍은 사진인데, 앉아 있는 뒤쪽으로 서기瑞氣가 뻗어와 있음을 볼 수 있다.

사진(2)는 지혜가 네 살 때 나를 따라 명상하는 모습을 찍은 사진인데 머리 위쪽으로 빛의 기운이 서려 있는 것을 볼 수 있다.

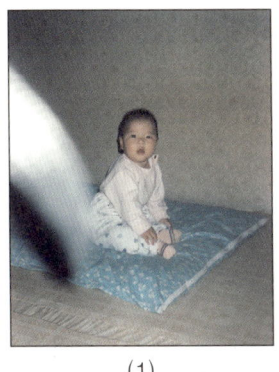 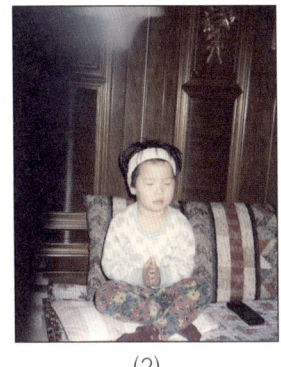

(1)　　　　　　　　(2)

딸 지혜의 사진

지혜는 '우주○초대'를 통해 태어난 아이이다. 우리 부부는 아이를 갖기 몇 달 전부터 몸과 마음을 가다듬고 고귀한 영체를 받아들이기 위해 정성을 다했다. 아이를 갖고 나서 아내는 매일 한 시간 이상씩 명상을 하고 氣를 운영해서 아이가 필요로 하는 氣를 보조해 주었다.

이제 갓 말을 하게 된 지혜에게 "우리 지혜 어디에서 왔니?"라고 물으면 "나는 아주 먼 별에서 왔어."라고 대답하곤 했다. 지혜는 자라면서 남다른 모습들을 보여 주었다. 이러한 사진도 그 중의 일부이다.

다음 사진은 집중 수련 때 찍은 사진이다.

이 사진에서는 수련하고 있는 사람들 사이를 응집된 氣가 속도감 있게 이동하는 것을 볼 수 있다.

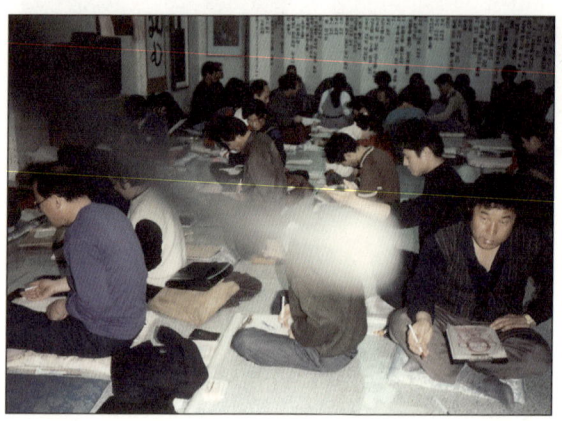

집중 수련 때 찍은 사진

다음 사진은 1991년 대구 황실 관광호텔에서 있었던 작가 김수용 씨의 소설 『氣』 출판 기념회에서 찍은 사진이다. 사진 오른쪽에 앉아 있는 사람의 미간으로 어떤 기운이 강하게 작용하고 있는 것을 볼 수 있다.

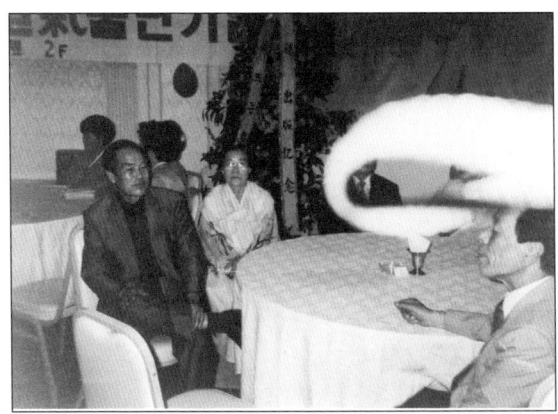
황실 관광호텔에서 찍은 사진

앞에 소개한 사진 외에도 여러 가지 다양한 형태와 색상의 '기감응 사진'들이 많이 있다. 기감응 사진은 조건에 따라서 氣가 조합되어 나타나는 것이었다. 이것을 종합해 연구, 분석한 결과 다음의 몇 가지 유형으로 분류할 수 있게 되었다.

첫 번째는 보조하거나 보호하는 기운이 잡힌 것, 두 번째는 해를 끼치는 기운이 잡힌 것, 세 번째는 앞으로 전개될 진행을 미리 보여주는 것 등으로 나누어 볼 수 있었다.

기감응 사진을 의미 없는 것이라고 무조건 무시해버리거나 우연한 현상이라고 단정 짓는 것은 옳지 않다. 그렇다고 무작정 신성시 한다거나 두려움의 대상으로 보는 것도 역시 바람직한 일이 아니다. 기감응 사진은 우리를 존재하게 하는 氣의 실체에 대한 단면이 보여지는 것으로 이것을 통해 우리는 새로운 시각을 가질 수 있다.

우리도인술 宇理導引術

순간 대나무가
거대한 한 마리의 용으로 변했다.
그러고는 용트림을 하듯
엄청난 기운을 뿜어냈다.
내가 들고 있는 대통은
이미 대나무가 아니었다.

2

우리도인술 宇理導引術

1992년 여름, 스승님께서는 전국을 순회하시면서 수련을 직접 지도해주셨다. 내가 있던 대구지부에서 제일 먼저 수련을 시작했다. 스승님께서는 수련에 참가한 사람들에게 수련 조건을 주시는데, 미리 정해져 있지 않는 것이 대부분이었다. 제자들의 수준과 공부 단계 그리고 장소와 시간 등에 따라 그에 맞는 수련 조건을 그때그때 정해주셨다.

다음은 스승님께서 대구지부 수련자들에게 주신 수련 조건이다.

"대나무 통과 동봉銅棒을 소지케 하여 수련 중 놓지 않게 하십시오.
대나무 통은 한 개, 동봉은 다섯 개의 비율로 하십시오.
서로 말하지 않게 하십시오.
수련 후, 수 점검하시어 수도자에게 세명細命 해 주십시오."

수련에 참가한 사람들은 모두 석 자 길이의 대나무 통 하나와 지름

1㎝, 길이 5㎝의 동봉 다섯 개씩 지참하고 수련에 임했다. 수련기간 중에는 서로 말하지 않는 묵언으로 하고, 수련 후에는 스승님께서 수련의 정도를 점검해 각자에게 필요한 것을 세세하게 설명해 주시는 것이 대구지부의 수련 조건이었다.

수련에 참가한 약 100여 명의 제자들은 대통과 동봉을 들고 각자 자리를 정하고 앉아 집중하며 수련에 젖어들었다. 한여름의 무더위도 아랑곳하지 않고 용맹정진에 들어갔다. 말을 하지 않는 '묵언' 조건에 따라 침묵 속에서 진행된 수련은 밤을 꼬박 새워 계속되었다. 모두들 이마에 구슬땀이 흘러내렸으나 미동조차 하지 않았다.

나 역시 대통을 들고 앉아 명상에 들어갔다. 얼마나 시간이 흘렀을까? 대나무에서 엄청난 기운이 느껴지기 시작했다. 겉으로는 전혀 움직이지 않으나 들고 있는 대나무가 마치 스프링처럼 낭창낭창 흔들리기도 하고, 때로는 줄넘기 하듯 빙빙 돌아가는 기운이 느껴지기도 했다. 그러다가 어느 순간 대나무가 거대한 한 마리의 용으로 변했다. 그것은 살아 꿈틀거리며 엄청난 기운으로 용트림을 하듯 기운을 뿜어냈다. 그러고는 도도한 큰 물결 같은 기운이 몰려들며 검기劍氣와 같은 기운이 끝없이 아스라하게 멀리 뻗어나갔다. 내가 들고 있는 대통은 분명히 석자 길이의 죽은 대나무에 불과했는데, 이 순간 그것은 이미 대나무가 아니었다. 대나무 속에 가득 차 있던 氣를 살려내자 어마어마한 힘이 발휘된 것이다. 모든 사물은 氣로 가득 차 있으며, 그 내재된 기운을 살려내면 엄청난 힘을 발휘한다는 것을 다시 한 번 확인할 수 있었다.

다음날 아침, 수련원에 나오신 스승님께서는 이렇게 말씀하셨다. "여러분은 이 공부를 해서 크게 깨닫겠다는 큰 목표도 있겠지만, 그것에 이르기 위한 작은 목표들도 많이 있을 것입니다. 그런 작은 목표 중에는 건강에 대한 비중이 클 것이라 생각합니다. 건강은 일상생활에서 자신의 氣를 어떻게 다루고 유지하냐에 따라 크게 좌우됩니다.

이번에 참가한 사람들 중에는 무술이나 도인술 등에 조예가 깊거나 관심을 가진 분들이 많은 것 같으니 본 수련을 위한 보조로 '도인기조정법導引氣調整法'을 별도로 가르쳐 주겠습니다. 내가 준비해 온 이것을 지금 도인법을 가르치고 계시는 무견 법사님에게 드릴 테니 무견 법사님이 한번 읽어 보세요. 한 구절 한 구절 또박또박 읽고, 듣는 사람들은 하나하나 또박또박 새겨들어보세요." 그리고는 수련자들의 지도를 담당하고 있던 나를 불러서 직접 써 오신 글을 주셨는데, 그 내용은 다음과 같다.

도인氣조정은 짜여진 氣를 풀고 정결하고 순하게 하여 타며
조정하고 조종하여 점점 저절로 조절되게 하라.

생각들로부터 걸리지 않고
소리를 듣지도 막지도 말라.

조명은 마주할 적에 바로 비추지 않게 하며
조명의 밝기는 지나치지 않게 하며

좀 낮은 것이 유리하고 높으면 氣가 상하기 쉽다.

정하지만 묶이지 않는 시간을 택하고
동작은 흔들리게 하고 돌게 하고 짐 지지 않게 하며
펴고 휘고 비틀게 하여 젖도록 하라.

스스로 조종은 氣를 타고
저절로 조종은 조건을 氣가 타게 해야 한다.

호흡은 섞어서 통하게 말고 통로를 무시하지 말고 순하게 하고
정하게 하여서 시작하고 편하게 하다가
점점 격하게 하다가 순하게 되게 하라.

모좌 조정과 몸좌 조정은
대조케 하여 서로 맞아 따로 놀지 않을 때 조정이 된 것이다.

누운 때와 앉은 때와 선 때로 주도하며
혼자인 때와 둘인 때와 여럿인 때를 적당히 하고
자신이 움직일 때와 자신이 못 움직일 때를 다르게 하라.

태중胎中에 있을 때는 자세를 그려지게 생각하여
태중에서 시도되는 氣로써 모母가 자세를 취해주면 된다.

갓난아기일 때는
꺾지 말고 휘이게 하고 뭉쳐지지 않게 펴주며
굴려주고 흔들어주고 매달리게 하며
거꾸로 되게 해주며
크게 물게 하고 크게 웃고 크게 울게 하라.

성교 전에 氣를 조정하고
성교 후에 氣를 조정하라.

氣조정이 완료되면
설 명에 세도를 부호로서 모자라지 않게 하라.

실제로 氣운영하는 것은
보조로 지령 받는 것이니 소중히 하라.
실제로 氣운영하는 것은 보조로 지명되지만
전 주도를 곧게 하므로 조종이 수도가 된다.

스승님께서는 도인기조정법에 대해 다음과 같이 상세하게 설명해 주셨다.

'도인氣조정은 짜여진 氣를 풀고'

이것은 그냥 氣조정이 아니라 '도인導引 氣조정'입니다. 그러므로 외부로부터 기운을 이끌어서 내부를 조정한다는 것입니다. 또한 도인이 되게 하는 氣조정이라는 의미도 됩니다.

여기에서 짜여진 氣를 풀라고 했습니다. 우리가 생활할 때는 氣들이 짜여 있는데, 어느 부분은 너무 뭉쳐 있고 어느 부분은 너무 풀려 있습니다. 그래서 굳어있는 부분은 이완시키고 뭉쳐있는 기운은 풀어내라는 것입니다. 그런데 힘을 빼는 것이 생각처럼 쉽지는 않습니다. 좋은 방법은 흔들어주고 털어주고 쓸어주면 긴장이 잘 풀립니다.

'정결하고 순하게 하여 타며'

몸을 탁하게 하거나 탁한 생각을 하지 말라는 것입니다. 그리고 처음에는 길들여진 말을 타듯이 氣를 순하게 타라는 것입니다. 가장 잘 타는 방법은 기운에 자기를 완전히 맡기는 것입니다. 그러면 마치 무중력 상태와 같이 전혀 무게감이 느껴지지 않습니다. 그것이 가장 잘 타는 것인데 누구든지 잘 탈 수 있는 것은 아닙니다. 처음에는 잘 안 되더라도 계속하면 잘 탈 수 있습니다.

'조정하고 조종하여 점점 저절로 조절되게 하라.'

조정은 氣의 흐름에 자기를 맞추는 것이고 조종은 나에게 氣를 맞추는 것입니다. 조정이 氣가 바탕이라면 조종은 자기 의지가 바탕이 됩니다. 氣를 타면서 조정하고 조종하다 보면 내가 애쓰지 않아도 저절로 조절이 됩니다.

'생각들로부터 걸리지 않고 소리를 듣지도 막지도 말고'

여러분이 무상삼매無相三昧에 들어간다고 해도 전혀 생각을 안 한다는 것은 불가능합니다. 생각에 걸리지 않는다는 것은 생각을 안 한다는 그 생각에 걸리지 말고, 쓸데없는 잡생각을 하지 말고, 어떤 생각이 떠오른다 하더라도 그 생각의 그물에 얽매이지 않고 편안한 마음으로 흘려보내는 것입니다.

소리를 듣지도 막지도 말라는 것은 소리에 신경 쓰지도 억지로 듣지 않으려고 막지도 말라는 것입니다. 소리가 난다고 "조용히 해라.", "문 닫아라." 이런 것이 아니라, 소리가 나면 나는 대로 신경 쓰지 말고 그냥 그대로 두라는 것입니다

'조명은 마주할 적에 바로 비추지 않게 하며
조명의 밝기는 지나치지 않게 하며
좀 낮은 것이 유리하고 높으면 氣가 상하기 쉬우니라.'

조명 즉, 빛의 밝기는 지나치지 않게 해야 합니다. 조명은 바로 비치지 않게 하는 것이 좋습니다. 조명을 바로 대하면 기운이 흩어져서 집중이 안 됩니다. 어떤 것이 선명하고 또렷하면 상대적으로 다른 것은 희미해집니다. 낮에는 밝은 태양 때문에 다른 별이 보이지 않습니다. 그와 같이 하나가 너무 밝으면 그것 때문에 다른 것이 드러나지 않습니다.

그리고 조명이 너무 밝으면 氣가 들뜨고 산란하게 되고 흩어지게 됩니다. 그래서 약간 어둡게 느껴지는 정도가 좋습니다. 어느 정도가 좋은가 하면 저쪽에 있는 글씨가 희미하게 보일 정도가 좋습니다. 그

런데 氣를 강하게 응집하려면 조도를 그보다 더 낮추어야 합니다. 그리고 너무 밝으면 기운이 흩어져서 상하기 쉽습니다. 명상을 할 때는 이렇게 필요에 따라 조명을 자유롭게 조절할 수 있어야 합니다.

'정하지만 묶이지 않는 시간을 택하고'
시간도 잘 택해서 해야 합니다. 시간을 정하지만 거기에 묶이지는 않아야 합니다. 시간을 정하지 않고도 할 수 있지만 그렇다고 아무 때나 생각나는 대로 하는 것은 좋지 않습니다. 그래서 일정한 시간을 정해 놓되 그 시간에 묶일 필요는 없다는 것입니다. 대체적으로 오후는 기운이 탁합니다. 자정이 넘어 1시부터 이른 아침까지는 기운이 상당히 맑습니다.

'동작은 흔들리게 하고 돌게 하고 짐 지지 말고
펴고 휘고 비틀게 하여 젖도록 하라.'
동작은 흔들리게 합니다. 가만히 있어보면 기운이 빙글빙글 돌게 됩니다. 그러는 사이에 자기 몸에서 氣가 발생하기도 하고 氣를 흡인하기도 합니다.

그리고 '짐 지지 말라.'는 것은 억지로 하려고 하지 말라는 것입니다.

또 '펴고 휘고 비틀게 하여 젖도록 하라.'는 것은 온몸을 쫙쫙 펴주고 휘어주고 비틀어주면서 깊이 젖도록 하라는 것입니다. 젖는다는 것은 물에 종이를 대면 젖어들듯이 그렇게 氣에 흠뻑 젖으라는 것입니다. 그렇게 흠뻑 젖어있는 상태가 삼매경인데, 그렇게 자기가 깊이 젖어있을 때는 옆에서 바스락거리는 소리만 나도 깜짝 놀라게 됩니다. 깊이 젖어있을 때는 작은 소리도 굉장히 크게 작용하게 됩니다. 아주 깊이 동작하고 있을 때는 전화벨 소리만 울려도 온몸에 소름이 끼칩니다. 그렇게 강하게 다가옵니다. 그럴 정도로 깊이 젖어들라는 것입니다.

'스스로 조종은 氣를 타고
저절로 조종은 조건을 氣가 타게 해야 한다.'

스스로 조종은 氣를 타야 하고, 저절로 조종은 조건을 氣가 타게 해야 합니다. 스스로 조종은 氣가 우선하여 조건을 만들어서 그 조건에 따라 氣가 타고 들어오게 하는 것이고, 저절로 조종은 조건이 우선하여 그 조건에 따라 氣를 타고 가는 것입니다.

우리가 어떤 자세를 정확하게 잡아서 그 자세를 계속 취하면 거기에 기운이 축적蓄積됩니다. 그 자세에서 다음에 일어나는 변화에 쓸 氣가 축적되는 것입니다. 그래서 무술의 고수는 상대의 자세만 보고도 이미 이기고 지는 것을 알 수 있다고 합니다. 정확하게 조건을 만들어주면 바로 그렇게 되는 것입니다.

'호흡은 섞어서 통하게 말고 통로를 무시하지 말고 순하게 하고'

우리가 일상에서 하는 호흡은 잡기, 탁기, 독기 등이 마구 섞여있는데, 도인氣조정을 할 때는 氣의 통로를 정확하게 해서 격하게 하지 말고 순하게 호흡해야 합니다.

도인氣조정을 할 때는 '지금부터 맑고 정결한 氣가 들어오라.' 이렇게 마음을 먹은 다음에 호흡을 합니다. 그렇게 하는데 만약에 외부의 공기가 탁하면 호흡이 잘 안 됩니다. 숨이 깊이까지 안 들어오고 걸리게 됩니다. 그래서 어떤 때는 깊이 들어오고 어떤 때는 깊이 안 들어오는 현상이 생깁니다. 氣가 정결하게 되었을 때는 숨이 자연스럽게 깊이까지 들어옵니다. 이와 같기 때문에 호흡할 때 아무데서나 호흡을 하면 자칫 위험할 수도 있습니다. 탁기가 들어오면 속이 상하게 됩니다. 설령 탁기가 아니라 하더라도 조건이 맞지 않으면 氣충돌이 일어나게 됩니다. 물이 우리에게 필수적이지만 물을 먹고 체하는 수가 있듯이 말입니다. 그렇기 때문에 호흡하는 장소의 기운을 잘 알아서 해야 합니다.

氣조정을 하다보면 기운이 한꺼번에 확 들어오지 않습니다. 어떤 때는 호흡을 끊어서 할 때도 있고 어떤 때는 멈추었다가 들어오기도 하는데, 그것은 우리가 음식을 먹는 것과 같습니다. 그와 같이 호흡도 거르게 됩니다. 그러니까 섞어서 통하게 하지 말라는 것은 섞여있는 것을 그냥 마구 들이마시지 말고 골라서 받아들이라는 것입니다.

그다음에 '통로를 무시하지 말라.'는 것은 숨이 드나드는 통로를 무시하지 말라는 것입니다. 숨을 코로 들이쉬는 것과 입으로 쉬는 것은 길이 다릅니다. 그래서 통로를 코로 할 것인지, 입으로 할 것인지를 무시하지 말고 정확하게 하라는 것입니다. 가만히 있어보면 어떤 때는 입이 아주 작게 벌어져서 숨을 끌어들이기도 하고, 어떤 때는 입이 다물어지고 코로 끌어들이기도 합니다. 내쉴 때도 마찬가지로 어떤 때는 입으로 나오기도 하고 코로 내뿜어지기도 합니다. 그렇게 하다가 어떤 때는 항문 쪽으로 나오기도 합니다. 갑자기 방귀가 나오려 하는데 그 자리에서 해소할 수 없는 상황일 때가 있습니다. 그래서 참고 있다 보면 사르르 없어져 버립니다. 그럼 방귀는 어디로 갔을까요? 분명히 있었는데 그것이 다른 어떤 통로를 통해 몸 밖으로 빠져 나간 것입니다. 우리 몸에는 눈에는 보이지 않는 그런 통로가 많이 있는 것입니다. 그렇게 호흡이 들어가면 자기 내부에서 움직이는 통로가 있습니다.

숨을 끌어들여보면 '아, 숨이 내려가는구나. 여기까지 내려가는구나.' 이것은 가능합니다. 또 올라올 때도 출렁출렁하며 나오거나 흔들흔들하면서 나오는 것을 다 느낄 수 있습니다. 그런데 돌아서 들어오는지, 흔들거리면서 들어오는지, 찌르듯이 들어오는지는 잘 모릅니다. 눈에 안 보이니 잘 모르는데 제일 쉽게 느끼는 방법은 목에 힘을 빼고 자연스러운 상태에서 숨을 들이쉬면 목이 움직이게 되는데 그것이 호흡이 들어오는 길입니다. 어떤 때는 목이 한 바퀴 빙 돌기도 하고, 어떤 때는 어느 쪽으로 꺾이기도 합니다. 나갈 때도 마찬가지입니다. 머리를 氣의 흐름에 맡기면 동작으로 관찰할 수 있습니다.

'정하게 하여서 시작하고 편하게 하다가
점점 격하게 하다가 순하게 되게 하라.'

정하게 하라는 것은 몸과 마음을 맑고 고요하게 해서 하라는 것입니다. 그리고 처음 시작할 때는 아주 편안하게 하라는 것입니다. 처음부터 강한 호흡, 격한 호흡으로 하지 말고 처음에는 아주 자연스럽게 하라는 것입니다. 그렇게 하다보면 어느 때는 숨이 딱 멈춰지기도 하고, 그러다가 좍 끌어들이기도 합니다. 그렇게 하면서 내부에 힘이 축적되면 점차 격해집니다. 그러다보면 숨이 온 몸에 꽉 차서 마치 튜브에 바람을 팽팽하게 넣은 것 같이 됩니다. 그러다가 쫙 빠지기도 합니다. 어떤 때는 목까지 꽉 차서 뱉으려 해도 안 됩니다. 얼굴이 벌겋게 되었다가 후 하고 나오기도 합니다. 이렇게 숨이 격해집니다. 힘이 생기는 것은 그때입니다. 그래서 처음에는 편하게 하다가 점점 격하게 하다가 끝에 가서는 다시 순하게 하라는 것입니다. 마무리 때는 숨고르기를 하듯이 점점 순하게 되어서 나중에는 평상호흡으로 되돌아가게 됩니다. 격하게 하다가 갑자기 평상호흡을 하면 안 됩니다. 시작은 편하게 하다가 점차 격하게 하고, 그런 다음 다시 순하게 해야 부담이 없고 지장이 없습니다.

'모좌조정과 몸좌조정은
대조하게 하여 서로 맞아 따로 놀지 않을 때 조정이 된 것이며'

우리에게는 두 개의 좌가 있는데 '모좌'와 '몸좌'가 그것입니다. 두 좌가 있어 '∞' 이렇게 돌아갑니다. 그런데 몸좌는 물질 몸을 바탕으로 하는데 모좌는 물질을 바탕으로 하지 않습니다. 예를 들어, '대통령좌'라고 하면 그것은 모좌입니다. 그런데 '누구의 대통령좌'라고 하면 그것은 몸좌입니다. 몸좌는 특정한 이름을 가지고 실제로 존재하는 좌이고, 모좌는 존재 이전의 설계도와 같은 것입니다. 이렇게 우리에게는 유형의 나와 물질이 아닌 무형의 내가 조합되어 있는 것입니다. 그래서 도인氣조정을 할 때, 어떤 자세가 취해져서 가만히 있어보면, 몸은 가만히 있는데 안에서 뭔가가 흔들흔들 합니다. 마치 공속에 물을 넣어서 흔들면 안에서 출렁출렁 흔들리는 것과 같습니다. 내부에서 안정이 안 되어서 출렁출렁하고 있는 것입니다. 그때 안에서 움직이는 대로 같이 출렁출렁 움직이다 보면 나중에 내 몸하고 같이 움직이게 됩니다. 몸좌와 모좌가 따로 놀지 않고 같이 둘이 하나로 일치하게 됩니다. 그렇게 서로 맞아서 따로 놀지 않을 때 비로소 조정이 완료된 것입니다.

'누운 때와 앉은 때와 선 때로 주도하며'

우리가 취할 수 있는 기본자세가 눕는 자세, 앉는 자세, 선 자세입니다. 그러니까 누워서도 하고 앉아서도 하고 서서도 합니다. 우리가 흔히 도인술, 명상, 참선 등을 할 때 정좌해서 하는 것으로 생각하는데, 누워서도 하고 앉아서도 하고 서서도 하고 일하면서 할 수 있습니다. 그러니 너무 한 가지만 고집하지 않아야 합니다. 대화하면서도 할 수 있고, 무술하면서도 할 수 있어야 합니다. 그렇게 누운 때, 앉은 때, 서있는 때, 어느 때든 다 할 수 있어야 하는 것입니다. 그런데 해보면 누운 때와 앉아 있을 때 서있을 때의 氣의 흐름이 다릅니다. 그것은 여러분이 직접 체험해야 합니다. 직접 해보면 자세마다 기운이 흘러가는 길이 다른 것을 알 수 있습니다.

'자신이 움직일 때와 자신이 못 움직일 때를 다르게 하며'

내가 다쳤을 때는 내 마음대로 못 움직입니다. 그럴 때는 누가 날 움직이게 해 줘야 합니다. 자신이 스스로 움직일 수 있을 때는 자신이 스스로 움직이고, 그것이 안 될 때는 누군가가 끌어주고 당겨주고 펴주고 꺾어주어야 합니다. 이것이 자신이 못 움직일 때 다른 사람이

해주는 氣조정입니다.

'태중胎中에 있을 때는 자세를 그려지게 생각하여
태중에서 시도되는 氣로써 모母가 자세를 취해주면 되며'

이 도인氣조정은 태중의 아이를 위해서도 할 수 있는데, 그 방법은 이렇습니다. 임산부가 태중의 아이에게 집중하면서 도인기조정을 하게 되면 태아의 영체가 요구하는 자세를 알아차리게 됩니다. 그 요구는 기운의 흐름을 감지하여 파악하는데, 태아의 요구가 마치 자기 생각처럼 느껴져서 구체적인 자세를 취하게 됩니다. 이는 마치 입덧처럼 태아의 요구가 엄마에게 발현되는 것과 같습니다. 임산부는 태중의 아기와 통하여 氣조정을 함으로써 태중의 아이에게 필요한 氣를 보조해 줄 수 있게 됩니다. 엄마가 자세를 취해주면 그런 氣가 엄마를 통해서 태중의 아이에게 영향을 줍니다. 태교음악은 주로 정신적인 성장을 보조하게 되지만 도인氣조정을 통하면 정신뿐만 아니라 그 아이에게 필요한 모든 기운을 공급 할 수 있습니다.

'갓난아기일 때는 꺾지 말고 휘이게 하고 뭉쳐지지 않게 펴주며'

아직 갓난아일 때는 "이 자세를 취해라. 저 자세 취해라."하는 것이 안 되니까 부모가 잡아서 그 자세를 취해줍니다. 갓난아일 때는 꺾어서는 안 됩니다. 어릴 때 제일 주의해야 할 것은 싹을 꺾어서는 안 된다는 것입니다. 어린아이를 꺾지 말고 휘이게 해야 합니다. 우리가 식물을 기를 때 싹을 싹둑 자르는 것이 아니라 원하는 방향으로 휘이게 해야 합니다. 분재를 만들 때도 꺾지 않고 휘이게 하는 것입니다.

그리고 태중에 있던 아이가 세상으로 나오면 나오는 그 순간부터 氣가 뭉쳐지게 됩니다. 뭉쳐져서 자꾸 굳어가게 됩니다. 나무도 처음에 싹이 나올 때는 아주 보드랍고 순하게 나오다가 나중에는 점점 굳어져 딱딱하게 됩니다. 그와 같이 우리 뼈도 어릴 때에는 아교질이라서 부드럽다가 점차 어른이 되면 석회질로 굳어버립니다. 그렇게 자연의 현상 자체가 氣가 뭉쳐지고 굳어지는 쪽으로 가게 되어 있습니다. 그러므로 어릴 때부터 잘 펴주어야 합니다. 팔다리도 허리도 가슴도 죽죽 펴 줍니다.

'굴려주고 흔들어주고 매달리게 하며 거꾸로 되게 해주며'
갓난애일 때는 굴려주고 흔들어주고 매달리게 하고 거꾸로 세웁니다. 어떻게 보면 난폭한 것 같지만 그 아이의 심장에는 아주 좋습니다. 굴려주는 것도 심장에 좋습니다. 어릴 때부터 그렇게 굴려주면 나중에 커서 어지럼증에도 잘 견디고 고소공포증 같은 것도 없게 됩니다. 어릴 때부터 그런 것에 길들여지지 않아서 어지러운 것입니다. 그래서 어릴 때 굴려주고 거꾸로 들어서 흔들어줍니다. 그리고 손가락을 잡게 해서 들어줍니다. 그러면 아이는 안 떨어지려고 힘 있게 잡고 매달립니다. 그러면서 잡는 힘과 견디는 힘을 길러줍니다.

'크게 물게 하고 크게 웃고 크게 울게 하라.'
어릴 때는 부드러운 것을 입에 넣어서 물게 합니다. 그렇게 물게 하는 것은 커서 자기를 지켜나가는 데 필요한 기운을 형성하게 합니다. 이렇게 해서 아이들이 커 가면 나중에 자기를 방어할 때에 아주 철저하게 됩니다. 그렇게 하지 않고 순하게만 키우면 자기를 지키는 힘이 약합니다. 물게 하는 것은 이를 튼튼하게 하자는 것이 아니라 자기방어의 습성을 길러주라는 것입니다.

그리고 웃어도 크게 하하하 웃게 하고 울어도 엉엉 크게 울게 합니다. 그래서 간혹 어른들이 아이에게 간지럼을 태웁니다. 간지럼을 태워서 데굴데굴 구르며 웃도록 합니다. 또 아이가 우는 것을 야단쳐서 그치도록 하면 안 됩니다. 크게 우는 것은 감정의 발산이고 에너지 해소입니다. 그걸 남겨두면 내부에 스트레스가 계속해서 쌓입니다. 실제로 갓난아기일 때 간지럼을 태워서 크게 웃고 크게 울게 하면 나중에 커서 자기감정 표현을 잘 합니다. 싫으면 싫다, 좋으면 좋다 자기감정이 활성화되어 활달하게 됩니다. 어른이 되어 감정적인 결함을 가진 사람이 많은데, 그것은 어릴 때 제대로 감정을 활성화시켜주지 못해서 그렇습니다. 그래서 두 가지 감정 즉, 웃는 감정과 우는 감정을 활성화시켜 주어야 합니다. 그래야 커서 성격이 활달하게 되는데 어릴 때 억제하고 억압하면 그렇게 안 됩니다. 이것은 아이들에게 대단히 중요한 문제입니다.

'성교 전에 氣를 조정하고 성교 후에 氣를 조정하라.'

우리는 성性을 떠나서는 존재할 수 없습니다. 성은 생명체의 바탕이기 때문에 성이 혼란하면 전체가 혼란하게 됩니다. 따라서 우리가 제일 먼저 컨트롤해야 하는 것이 성입니다. 한 나라의 질서를 잡는 것도 성의 문제를 제대로 다루지 않으면 안 됩니다. 성 에너지가 원만

하지 못하면 온갖 부조화의 현상으로 나타나게 됩니다.

우리 인간은 날 때는 남자 대 여자의 비율이 1.4 : 1 정도로 남자가 많이 태어납니다. 그런데 묘하게도 남자애가 잘 죽습니다. 그래서 스무 살쯤 되면 거의 1 : 1정도가 됩니다. 스무 살부터 마흔 살까지 남여의 비율은 1 : 1정도가 되어 결혼생활을 하게 됩니다. 그러다가 마흔 살이 넘으면 집집마다 과부가 많게 됩니다. 그것은 여자들이 아이를 낳으면서 죽는 기운을 상쇄시키기 때문입니다.

그리고 성性은 성聖스러운 것입니다. 성性의 문을 밀고 들어가는 것은 상대의 성城에 들어가는 것과 같습니다. 상대의 성에 들어갈 때는 자기의 모든 것을 걸어야 합니다. 생명까지도 걸어야 합니다. 그렇게 성性이 성聖스럽게 의식되어져야 성性이 문란해지지 않습니다.

그리고 성교 전에 氣를 조정하고 성교 후에 氣를 조정해야 하는데, 그러기 위해서는 먼저 성에 대해 바르게 알아야 합니다. 성은 기본적으로 음陰과 양陽으로 나뉩니다. 전기에는 음극이 있고 양극이 있는데 이걸 조심스럽게 다루지 않고 함부로 다루면 탈이 됩니다. 성과 성이 만나는 것은 극과 극이 만나서 하나의 장場을 이루는 것입니다. 그런 성을 잘못 쓰면 불장난하다 불내듯이 대단히 위험합니다. 옛날 사람들은 그런 것을 참 지혜롭게 했습니다. 부부간에도 합방을 택일擇日을 해서 했습니다. 아무 때나 만나는 것이 아니라 서로 적합한 때를 정해서 만났던 것입니다. 그래서 남자가 어느 정도 나이가 들면 바깥에 있는 사랑방으로 나가고 부인은 안채에 머물게 했습니다. 그리고 아내를 찾아갈 때는 성전의 문을 노크하듯이 진지하게 찾아가서 만났습니다. 부인도 남편을 그렇게 맞았습니다. 성은 그렇게 잘 조절해야 합니다. 그렇게 해서 氣를 조정해 나가야 합니다.

그다음에 잠자리 후에도 氣를 조정해야 합니다. 성교는 내부에 있던 기운이 폭발적으로 일어납니다. 그런 기운을 서로 나눈 다음에는 반드시 잘 조정해야 합니다. 앞에서 호흡을 순하게 해서 격하게 한 다음에 다시 순하게 마무리 하는 것처럼 그렇게 조절해야 합니다.

'설 명에 세 도를 부호로서 모자라지 않게 하라.'

도인氣조정을 하는 궁극적인 이유는 설 명 즉, 설 수 있는 명을 바르게 세우기 위함입니다. 거기에 세 도 즉, 세 개의 도를 보조하는 것입니다. 모든 몸은 세 층으로 분화되었을 때 가장 안정됩니다. 외外·내內·중中의 셋이 되었을 때 가장 안정되고 조화롭습니다. 이렇게 안과 밖과 중간의 셋이 안정과 조화를 이루어야 氣조정이 완료됩니다. 그런데 거기서 氣조정이 끝났다고 생각하지 말고 ✳에 맞추어 봅니다. 손가락을 가만히 들고 ✳을 그리면서 여덟 방향에다 맞추어 봅니다. 그렇게 했을 때 어느 쪽으로는 더 멀리 가고 어느 쪽으로는 가까이 가면 아직 제대로 氣정돈이 되지 않은 것입니다. 팔방이 정확하게 그려지면서 같은 거리로 손이 가면 氣정돈이 완료된 것입니다. 이것이 자기의 내부기운과 외부기운을 맞추는 방법입니다.

'실제로 氣운영하는 것은 보조로 지령 받는 것이니 소중히 하라.'

그렇게 마무리 되었는데도 추가로 어디로 직접 氣운영을 가라거나 무엇을 보조하라는 지시가 나올 수 있는데, 그것은 별도의 보조를 위한 것이니 소중히 해서 보조하라는 것입니다.

'전 주도를 곧게 하므로 조종이 수도가 되니라.'

이런 도인氣조정을 수도하는 마음으로 전체를 바르게 이끌어 간다면 그 자체가 수도가 된다는 것입니다.

이것을 무견 법사님께 드릴 테니 앞으로 연구해 나가시기 바랍니다. 이것은 내가 무더위에 수도한다고 고생하시는 것에 대한 선물로 드리는 것입니다.

우주○아이

'우주○초대'란
잉태하는 순간 착상하는 영혼이
차원 높은 고급 영인 우주○이
오게 하는 것이다.

3

우주○아이

나는 10남매 중 여덟째로 태어났다. 산아제한 제도가 조금만 일찍 시행되었더라면 나는 이 세상에 나오지도 못했을 것이다. 그런데 요즈음은 어떤가.

"딸 아들 구별 말고 둘만 낳아 잘 기르자."라고 하다가 "둘도 많다 하나만 낳아 잘 기르자."라고 하더니, 요즈음은 "무자식이 상팔자다."라고 한다. 이제 아예 자식을 두지 않고 부부 둘이서만 인생을 즐기려고 한다. 그뿐만 아니라 결혼조차 부담스럽게 생각하고 혼자 마음껏 즐기며 살아가려는 이들이 늘고 있다.

세계적인 추세이긴 하지만 특히 우리나라는 세계에서도 손꼽히는 저출산국이 되었다. 이에 국가에서도 자식 낳기를 권장하고 각종 혜택을 주고 있다. 그야말로 격세지감을 느끼지 않을 수 없다.

나 역시 자식 욕심이 없어서 큰아이 하나로 만족하고 살았다. 수행을 시작하고부터는 공연히 이 세상에 또 하나의 업장을 만들지나 않을까 하는 생각에 더 이상 아이를 갖지 않기로 했다. 그런데 스승님의 어머님께서 조언을 해주셨다.

"자식이 하나면 외롭고 성격이 외골수가 되기 쉬워요. 어려워도 제 먹을 것을 다 가지고 나오니 걱정 말고 하나 더 낳도록 해요."

그 말씀을 듣고 둘째를 갖는 것에 대해 고민을 하던 차에 스승님께서 결정적인 말씀을 하셨다.

"영적으로 뛰어난 부모는 고급 영을 받을 수 있으니 자식을 낳아서 세상을 제도하는 것도 뜻 있는 일입니다."

그 말씀에 마음이 기울어졌다. 마침내 아내와 상의해 아이를 하나 더 갖기로 했다. 그리고는 철저히 계획을 세웠다. 먼저 한달 동안 氣를 운영하면서 서로 몸과 마음을 가다듬고 기운을 만들어 나가기로 했다. 그리고 날을 잡아 합방하니 잉태가 되었다. 그 후로 아내는 매일 한 시간 이상씩 명상을 했고, 자동동작을 통해서 氣를 운영하여 태아에게 필요한 氣를 보조해주었다. 만삭이 되어 출산을 했는데 그 아이가 둘째 딸 지혜다.

이렇게 해서 태어난 지혜는 영적으로 '우주○'이다. 지혜는 어릴 때부터 남다른 모습을 보여왔다. 앞의 기감응 사진에서 본 바와 같이 상서로운 기운이 늘 보호해주고 있으며, 아주 건강하고 영특하게 잘 자라고 있다.

나는 아이를 갖고 싶은 분에게 아이를 갖기 전에 정성을 다 하라고 권하고 싶다. 태어난 후에는 이미 모든 것이 결정되어진 상태이므로 그것을 바꾸는 것은 거의 불가능하다. 그렇지만 아이가 태어나기 전에 필요한 조건을 조달하고 보조하면 훌륭한 아이를 가질 수 있다.

그래서 예로부터 '훌륭한 스승이 10년을 잘 가르치는 것보다 열 달 태교가 더 중요하다.'라고 말한 것도 이 때문이다. 이는 태아의 생성과 성장 과정을 살펴보면 쉽게 이해할 수 있다.

아기가 갓 태어났을 때 세포의 수는 약 3조 개이며, 몸무게는 약 3kg, 신장은 50cm 정도이다. 이에 비해 성인이 되었을 때 세포 수는 약 60조 개가 되고, 몸무게는 60kg, 신장은 175cm 정도가 된다. 이렇게 볼 때 세포 수와 몸무게로는 약 20배, 신장은 3.5배 정도의 성장을 하는 셈이다.

여기서 최초의 수정란을 생각해보자. 하나의 수정란에서 약 3조 개의 세포가 만들어진다. 그것은 성장이 아니라 가히 폭발이라 해야 옳을 것이다. 아이의 대부분은 바로 이 시기에 결정된다고 해도 과언이 아니다. 그래서 태교가 그 이후의 평생 교육보다 중요한 것이다. 그런데 더 중요한 것이 아이의 영격靈格이다.

근본적으로 씨를 바꾼다는 것은 거의 불가능하다. 세상에 나와서 아무리 노력해도 불가능한 것 중의 하나가 씨를 바꾸는 것이다. 그래서 아예 처음부터 영격이 높은 고급 영을 초대하자는 것이다. 이는 질 높은 교육을 통해 변화시키려는 것과는 차원이 다르다.

세상이 날로 혼탁해지는 것은 영적으로 저급한 영들이 많아지기 때문이다. 그런데 처음부터 고급 영들을 불러올 수 있다면 어떻게 될까? 만약 영적으로 수준 높은 영들이 이 세상에 와서 지혜와 슬기를 가지고 영적 능력을 발휘하게 된다면 세상은 가히 상상할 수 없을 정도로 크게 진보할 것이다.

스승님께서는 여기에 착안해 아이를 잉태하기 전에 먼저 조건을 점검하고 조종해 고급 영인 '우주○'을 초대할 수 있는 방법을 연구하셔서 그 방법을 가르쳐주셨다.

인간은 사회를 유지하기 위해 도덕과 윤리를 만들고 교육제도를 통해서 이를 가르쳐왔다. 그러나 교육만으로는 한계가 있다. 그래서 아예 고급 영을 초대해 받아들이자는 것이다. 그것이 '우주○초대'이다. 모태에 착상하는 영혼이 저급한 영이 오지 않고 차원 높은 고급 영인 우주○이 오도록 하는 것이다.

우주○초대는 이 세상에 고급 영들이 와서 세상을 개선하고 제도해서 앞으로 더욱 살기 좋은 곳으로 만들 수 있도록 하기 위한 것으로 진정한 사랑의 실천이라 할 수 있다. 이를 위해서는 부모의 역할이 무엇보다 중요한데, 그것은 통로가 되는 것이 부모이기 때문이다. 만일 통로에 때가 끼고 녹이 잔뜩 슬어있다면 좋은 물을 끌어오지 못할 것이다. 마찬가지로 좋은 영혼을 받아들이려면 부모가 잘 준비되어 좋은 통로로서의 역할을 해주어야 한다.

스승님께서는 우주○초대를 하려는 부모에게 다음과 같은 조건을 주셨다.

첫째, 임신 후 엄마는 매달 자기 몸의 변화 과정을 사진으로 찍고, 출산 직후 아이에게 젖을 물리는 장면까지 찍어둔다.

둘째, 남편은 매달 아내에게 사랑의 시 한 편과 정성 어린 선물을 주고, 아내는 뱃속의 아이에게 매달 자기 소원을 실은 편지를 쓴다.

셋째, 부부가 함께 좋은 책을 읽는다. 위인전을 비롯해서 역사학,

문학, 철학, 시집, 천문학, 지리학, 생물학 등의 책을 읽는다.

넷째, 지정하는 비품을 만들어 氣를 조달하고 운영하도록 한다.

아이들은 자라면서 두 가지 의문을 갖게 된다. 하나는 '이분들이 정말 내 부모가 맞는가?'라는 의문이고, 또 하나는 자기의 탄생이 '우연의 결실인가? 아니면 사랑의 결실인가?'하는 의문이다.

이런 의문을 불식시키기 위해서 임신했을 때부터 태어나서 아기에게 젖을 물릴 때까지의 사진을 매달 찍어둔다. 그리고 아이가 뱃속에 있을 때, 남편은 아내에게 매달 사랑의 시 한 편과 정성 어린 선물을 주고, 엄마는 뱃속의 우주○아이에게 매달 자신의 소원을 실은 편지를 쓴다. 그리고 그것을 아이가 태어나서 어느 정도 크면 선물로 준다. 아이는 이것을 통해서 부모를 확인하며, 자신은 분명 사랑의 결실이고, 자신과 통하기 위해 아빠 엄마가 이렇게 노력을 했다는 것을 알게 되는 것이다. 그리고 부모는 좋은 책을 많이 읽어서 아이가 바르고 크게 자랄 수 있는 정신을 길러준다.

또 한 가지 중요한 것은 지정하는 비품을 만들어 운영함으로써 그 아이의 영혼 구성에 필요한 氣를 조달하게 하는 것이다. 그리고 틈틈이 세계지도를 놓고 명상함으로써 이 세상에 대한 정보를 심어주고, 아이가 원하는 자세나 동작을 해줌으로써 氣를 운영하고 보조하도록 한다.

스승님께서는 우주○초대 조건에 대해 이렇게 말씀하셨다.

"우주○초대를 받지 않은 사람들이라 할지라도 이런 방법을 알고 실천함으로써 우리의 미래인 아이들이 어려서부터 자기 자신에 대한 사랑과 긍지를 가지고 살아갈 수 있게 해야 합니다."

그리고 우주○아이를 초대했을 때 갖는 가장 큰 특징이 있는데, 그것은 조건을 잘 지켜서 우주○을 갖게 되면 산모는 입덧을 거의 하지 않는다는 점이다. 입덧은 산모와 태아의 氣충돌에 의한 것인데, 조건을 조절해 氣를 보조하고 운영하기 때문에 氣충돌이 생기지 않으며, 따라서 입덧이 일어나지 않는 것이다.

이런 과정을 거쳐 태어난 우주○아기가 이미 수십 명에 이른다. 이들은 모두 건강할 뿐더러 남다른 모습을 보이고 있다.

이렇게 해서 태어난 우주○아이들이 아직은 어리기에 앞으로 어떤 삶을 살게 될지 모른다. 그들이 인류를 위해 어떤 일을 하게 될지도 아직은 모른다. 하지만 결과를 떠나서 부모가 자식을 진실로 사랑하고 높은 차원으로 이끌려고 노력하는 것은 분명히 의미 있는 일이라고 생각한다.

인도,
그리고 티베트에서

하스난 교수는
"2,500년 전에는 석가모니가
해탈을 얻어서
그 법이 캐시미르, 중국을 거쳐
한국과 일본 그리고 태평양의
여러 나라로 퍼져 나갔는데,
이제 한국에서 인도로
직접 법이 전해짐을
알게 되었습니다."라고 했다.

4

인도, 그리고 티베트에서

1993년 12월 22일, 인도에서 요가철학을 전공한 문진○ 박사의 안내로 인도와 티베트를 방문하게 되었다. 문 박사는 자신이 인도에서 요가를 공부하고 있을 때 서로 친분을 맺은 정신적 지도자들이 많이 있는데, 그들과의 만남을 주선하고 싶다고 스승님께 청을 드렸다. 이에 스승님께서는 나와 보리 김기원, 그리고 당시 <월간 한울슬기> 편집국장을 맡고 있던 한명렬에게 다녀오도록 하셨다.

떠나기 전에 스승님께서는 '경양耕洋'이라는 글을 주셨다. 경양은 '바다를 갈다'라는 뜻이다. 논밭을 가는 것이 아니라 바다를 가는 것이다. 거친 바다를 갈아서 씨를 뿌리고 열매를 거두라는 뜻이다. 아마도 바다를 건너 세상에 두루 법을 전하라는 뜻이리라.

스승님께서는 황금색 천에 천부경이 쓰여진 보자기를 주시며 "이번에 인도에 가서 혹 줄만한 분이 있으면 전해주고, 마땅한 사람이 없으면 다시 가져와도 좋다."라고 하셨다.

델리에 도착하니 먼저 가 있던 문 박사와 지기철 교민회장의 아들인 지명광님이 반갑게 맞아주었다. 지명광님의 자동차를 타고 델리 시내를 달리는데, 온통 안개가 짙게 깔려있어 100m 앞이 제대로 보이지 않을 정도였다. 알고 보니 그것은 안개가 아니라 매연이었다. 어찌나 독하던지 눈이 따갑고 코가 매캐해 숨쉬기조차 힘들었다. 델리의 거리는 마치 커다란 굴뚝 속 같았다. 아름다운 나라, 정신의 고향이라는 인도에 대한 환상은 일시에 사라졌다.

지 회장 댁에 도착해 여장을 풀고 잠시 휴식을 취한 우리는 앞으로의 일정에 대해 이야기했다. 가장 주된 것은 스승님께 받은 천부경을 과연 누구에게 전하는가 하는 문제였다. 협의 끝에 우리는 문 박사의 뜻을 받아들여 천부경을 티베트의 승왕 달라이 라마에게 전하기로 결정했다.

문 박사는 평소 달라이 라마를 여러 차례 접견해 친분이 남다르니 친견을 하는 것도, 천부경을 전하는 것도 그리 어렵지 않을 것이라고 했다. 다만 미리 약속이 되어 있지 않아 마음에 걸린다고 했다. 일반적으로 달라이 라마를 친견하기 위해서는 적어도 6개월 전에 예약을 해야 한다고 했다.

우리는 티베트로 가기 전 인도의 정신적 지도자들을 만나보기로 했다. 제일 먼저 델리대학교 미대학장인 옴 샤르마 교수를 방문했는데, 그는 만다라 그림의 세계적인 권위자로 미국과 유럽 등에서 수차례 전시회를 개최한 저명한 인물이었다. 옴 교수와의 이때 인연으로 1994년 8월 여름, 우리의 제도와 그들의 전통적 만다라, 그리고 티베트 탱화의 공동전시회를 델리에서 열 수 있었다.

다음에는 1992년 한국을 방문해 스승님을 찾아뵌 적이 있는 뉴델리대학 사범대학장인 실라나(Dr. Chilana Mulkh Raj) 박사와 같은 대학 교육심리학 교수인 자(Dr.Pltamber Jha) 박사를 다시 만났다. 두 사람은 우리를 인도의 성자라 불리는 카카다스라는 사람에게 안내했다.

그의 집을 찾아가니 카카다스를 비롯해 인도의 문교장관과 언론인, 대학교수 등 이른바 지도적 엘리트 계층이 '세계 평화를 위한 정신적 지도자 모임'이라는 집회를 열고 있었다. 우리는 스승님을 소개하고 "우리는 모두 하나이니 다 함께 세계 평화를 위해 노력하자."라는 뜻을 전하면서 한울인(스승님의 손바닥을 찍은 수인手印)을 전달하고 함께 기도했다. 그들은 우리의 방문에 깊은 인상을 받았다며 그 답례로 다음날 우리가 머물고 있는 숙소로 답방하기로 했다.

다음 날 이른 아침, 하스난이라는 교수가 약속보다 훨씬 이른 시간에 홀로 찾아와서 만나기를 청했다. 하스난 교수는 일본의 동경대, 나고야대, 독일의 프랑크푸르트대, 뮌헨대 등에서 불교철학을 가르치고 수피명상을 지도하는 사람이었다. 그는 지난밤에 매우 감동적인 경험을 하게 되어 실례를 무릅쓰고 이렇게 일찍 찾아오게 되었다고 했다. 전날 우리가 준 한울인을 체험하기 위해 목욕으로 몸과 마음을 정결히 한 다음 우리가 일러준 대로 한울인을 쬐고 있는데 -그는 그것을 '신성한 손(holy hands)'이라고 표현했다.- 어느 순간 미간에서 강한 회전력이 느껴지면서 그것이 온몸으로 번져나가 빛으로 가득 차는 것을 느꼈다고 했다. 그 순간 한 번도 직접 뵌 적이 없는 스승님의 얼굴이 떠오르면서 자신에게 다가왔는데, 아주 평화롭고 기쁨과 행복이 충만했다고 했다. 감동에 겨워 눈물까지 글썽이던 그는 자신의 특별한 감동을 편지로 적어왔다. 거기에 본인의 사진까지 붙여서 스승님께 전해줄 것을 당부하였다.

"2,500년 전에는 석가모니가 해탈을 얻어서 그 법이 캐시미르, 중국을 거쳐 한국과 일본 그리고 태평양의 여러 나라로 퍼져나갔는데, 이제 한국에서 인도로 직접 법이 전해짐을 알게 되었습니다. 저도 스승님의 제자가 되기를 간절히 바랍니다."

고개를 깊숙이 숙여 인사하는 순수하고 진지한 그의 모습은 우리에게 깊은 인상을 심어주었다.

델리에서의 일정을 마친 우리는 택시를 타고 인도 북부에 위치한 '다람살라'로 향했다. 그곳에는 티베트 정부가 있었다. 다람살라까지는 자동차로 16시간이나 달려야 하는 먼 거리였다.

'리시켄쉬'라는 곳을 지나게 되었을 때는 이른 새벽이었다. 좁은 차 안에서 밤새 달려왔기 때문에 머리는 무겁고 몸은 피곤했다. 우리는 잠시 쉬기로 했다. 자동차에서 내리자 새벽 공기가 제법 쌀쌀했다.

리시켄쉬는 수도의 요람이라고 불리는 곳으로 경관이 맑고 수려했다. 아쉬람에서는 새벽 예배를 위한 특유의 종교음악이 흘러나오고 있었다. 맑은 새벽 공기와 깊은 음악소리와 고요하게 흐르는 강물 소리가 지친 머리를 맑게 씻어주었다.

우리는 누가 먼저랄 것 없이 각자 강가의 바위 위에 자리를 정하고 앉아 명상에 젖어들었다. 어느 순간, 나를 끌고 다니던 육신도 욕망도 다 사라졌다. 시간마저도 정지되어 버린 그 속에는 오직 평화로움과 기쁨과 알 수 없는 충만함으로 가득했다. 그때의 그 '충만함'과 '깊음'을 지금도 잊을 수 없다. 명상을 마치고 현실로 다시 돌아왔을 때는 이미 아침 해가 산 위에서 우리를 내려다보고 있을 때였다. 우리는 아쉬움을 뒤로 하고 다시 자동차에 올랐다.

가는 길에 실라나 교수의 안내로 펀자브대학을 방문해 교사와 학생들에게 강연을 하고, 그 대학 설립자이며 이사장인 '베디'씨와도 뜻 깊은 만남을 가졌다.

우리가 최종 목적지라고 할 수 있는 히말라야 산속에 위치한 다람살라에 도착한 것은 12월 30일 오후 2시가 조금 넘어서였다. 다람살라까지 오는 길이 너무도 깊고 위험해서 굽이를 돌 때마다 마음이 조마조마했다.

하지만 다람살라에 도착하자 마음은 금방 푸근해졌다. 다람살라의 사람들이 어쩐지 낯설지 않았기 때문이었다. 길에서 만나는 티베트인들은 우리와 너무도 닮아서 말을 걸면 바로 우리말로 대답할 것 같았다.

우리는 티베트 정부 청사에 들러서 면담 신청을 했다. 관계자들은 이탈리아 대사가 면담 신청을 해놓은 것이 3개월 전이며, BBC방송국에서는 이미 7개월 전에 예약해 오늘에야 친견할 수 있다고 하면서 난처해했다. 달라이 라마는 오전에는 명상하고 오후 1시부터 5시까지만 접견을 하는데 예정에 없는 접견은 안 된다고 했다.

순간 난감했지만 그다지 걱정은 되지 않았다. 달라이 라마를 만날 수 없다면 애초에 여기까지 오지 않았으리라. 스승님께서 주신 천부경의 주인이 달라이 라마라고 믿었기에 여기까지 온 것이 아닌가.

청사를 나와서 인접해 있는 사원을 거닐고 있는데 문 박사가 한 승려를 발견하고는 반갑게 인사를 나눴다. 그는 달라이 라마의 전 수행비서였는데 문 박사와 평소 친분이 두터운 사이라고 했다. 문 박사는 그에게 우리의 사정을 말하고 일정상 내일 중에 달라이 라마를 만나게 주선해줄 것을 부탁했다. 그는 어려울 것 같다면서도 노력해보겠다고 했다.

그 해 마지막 날인 12월 31일, 우리는 티베트 정부의 입국 절차를 마치고 기다렸다. 어렵게 수석비서관을 만나서 스승님의 메시지와 천부경을 보여주면서 재차 면담을 청하자 그는 전화로 직접 달라이 라마께 의향을 물었다. 결과는 오후 1시에 15분 동안 접견이 허락된다는 것이었다. 수석비서관은 이러한 파격적인 친견은 국가 원수급 인사에게나 있을 수 있는 일이라고 했다. 우리의 믿음이 틀리지 않음을 다시 한 번 확인하는 순간이었다.

약속한 시간에 접견실에 들어서자 달라이 라마는 우리를 반갑게 맞아주었다. 내가 본 달라이 라마의 첫인상은 호방하면서도 자상하고, 진지하면서도 꾸밈없는 깊은 눈을 가진 분이었다.

우리는 달라이 라마께 스승님의 메시지와 '천부경'과 우리의 경전인 '우주천주머릿말씀'을 직접 전달했고, 달라이 라마는 스승님께 드리는 자신의 메시지를 우리에게 주었다. 제한된 시간 때문에 많은 대화를 나누지는 못했지만 그는 우리의 말을 경청했다. 그는 끝까지 자상한 얼굴과 기품 있는 태도로 우리를 대했으며 돌아서는 우리의 손을 일일이 잡아주었다. 목적을 완수한 우리는 가벼운 마음으로 청사를 나왔다.

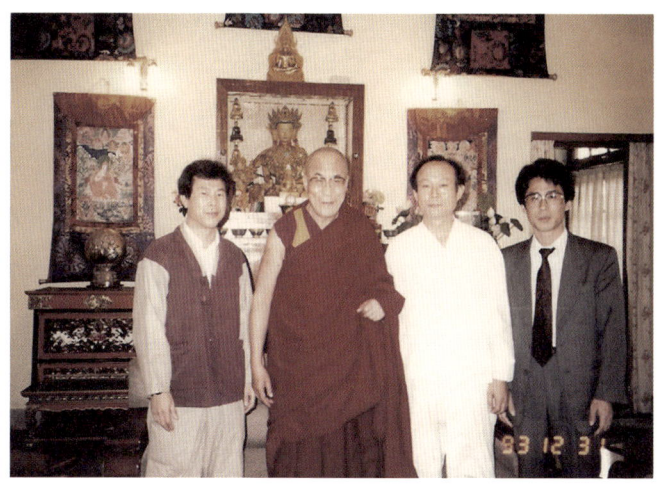

티베트의 승왕 달라이 라마와 함께

새해가 시작되는 다음날, 우리 일행은 히말라야의 '트리온 봉'이 바로 보이는 산에 올랐다. 산은 깊고 맑았다. 길가에는 원숭이들이 뛰어놀고 있었다. 호연지기가 절로 솟아났다.

돌아오는 길에 티베트 문화부 장관인 '칼상 에시'의 초청으로 그의 집무실에 들러 환담을 나누었다. 그는 그들의 만다라와 우리 제도의 교환 전시를 원했다. 우리는 흔쾌히 받아들이고 서로 정성 어린 선물도 나누었다. 이것을 계기로 1994년 8월, 우리 한울문화원의 제도와 인도의 만다라, 티베트 탱화의 공동전시회를 뉴델리에서 열게 되었다.

티베트 다람살라에서의 모든 일정을 마치고 다시 델리로 돌아온 것은 1월 3일이었다. 우리는 문 박사의 안내로 델리에서의 마지막 방문지인 '오르빈도 아쉬람'으로 갔다. 그곳은 100년 전 인도의 성자로 추앙받던 오르빈도가 수도하고 가르침을 펴던 곳이었다. 그곳에는 지금도 그의 가르침을 따르면서 수도 생활을 하는 사람들이 많이 있었는데, 우리는 그곳에서 까르나 디디라는 수행자를 만나게 되었다.

디디는 수피음악을 전공하는 65세 할머니였는데, 한국에 와서 연주를 한 적이 있다고 했다. 디디 할머니는 악보가 없이 상대를 만나는 순간의 감응을 자연스럽게 음악으로 표현하는 분이었다. 그녀는 우리를 위해 음악을 연주해 주었다. 영혼을 적시는 깊은 연주였다. 우리가 그 연주에 감사를 표하자 그녀는 "이처럼 맑은 영혼을 가진 분들을 만나게 되어 참으로 기쁩니다."라고 했다.

이로써 우리는 인도와 티베트에서의 모든 일정을 마치고 필리핀을 거쳐서 귀국했다. 출발한 지 21일 만에 '경양敬洋'을 마치고 돌아온 것이다.

자화사리磁化舍利
봉안법

"우리나라는
자원이 풍부하지도 않고
뛰어난 선진기술을
갖고 있지도 않습니다.
우리가 세계를 주도할
선진문명을 이루기 위해서는
우리의 내면에 잠재되어 있는
슬기를 일깨워내야 합니다."

5

자화사리磁化舍利 봉안법

1992년 10월 17일, 스승님께서는 제자들에게 '슬기의 날'을 제창하셨다.

"우리나라는 자원이 풍부하지도 않고 뛰어난 선진기술을 갖고 있지도 않습니다. 우리가 세계를 주도할 선진문명을 이루기 위해서는 우리의 내면에 잠재되어 있는 슬기를 일깨워내야 합니다. 지금부터 일주일에 단 하루만이라도 주위의 사물을 스쳐 보내지 말고 깊이 관찰해봅시다. 뚫어보고 돌려보고 뒤집어봅시다. 그래서 숨겨져 있는 가능성을 일깨워냅시다. 주위의 사물들을 잘 보면 개선하고 개량할 수 있는 것이 얼마든지 있습니다."

실제로 스승님의 삶은 '창조의 삶', '도전의 삶'이었다. 스승님께서는 영적 대각성을 이루기 전, 사업을 하실 때부터 많은 아이디어를 내어 여러 개의 특허를 받으셨다고 들었다. 그날, 스승님께서는 분묘법 위주인 우리나라의 장례법에 대해 심각한 우려의 말씀을 하시며 시급하게 개선해야 한다고 역설하셨다.

삶과 더불어 죽음은 인간이 맞게 되는 필연적인 현상이다. 그런데 죽음 후 유해를 처리하는 것은 국가와 민족을 떠나 인류 모두의 문제인데, 지역과 환경, 전통과 풍습을 바탕으로 다양한 형태의 장례법이 실행되고 있다. 대표적인 것으로 매장법, 화장법, 풍장법, 수장법 등이 있다. 우리나라의 경우, 고려시대에 불교의 영향을 받아 화장이 성행되었으나 조선시대에 들어오면서 유교문화의 영향으로 매장법이 주로 이루어졌다.

농경사회에서는 한 지역에 정착해 살았다. 따라서 조상을 모시는 것도 삶의 터에서 가까운 곳에 모시고 자주 돌아보고, 모여서 제를 올리는 것이 아주 자연스러웠다. 하지만 지금은 어떤가. 산업 사회, 정보화 사회에 사는 현대인들은 새로운 형태의 유목민처럼 이동이 빈번한 삶을 살고 있다. 이제 한곳에 머물면서 조상의 묘를 돌아보고 모실 수 있는 여유가 없어졌다. 그런데도 전통에 묶여서 그 틀을 벗어나지 못하고 있다.

전통적인 매장법으로 인해 발생하는 문제는 한두 가지가 아니다. 먼저, 국토의 효율적 운용의 측면에서 보자. 묘지 면적이 전 국토의 1%라고 한다. 그것은 공장 면적의 3배에 달한다. 매년 여의도의 2~3배가 묘지로 변해가고 있는 것이다. 주거 면적에 비해 묘지 면적이 차지하는 비율이 너무 큰데다가 대부분의 묘지는 삶의 터로 쓸 수 있는 곳이다. 그리고 2~3대만 지나면 조상들의 묘지가 제대로 관리되기는커녕 어디에 있는지조차 몰라 무연고 묘지가 되어버린다. 이렇게 토지만 점유한 채 연고자 없이 버려진 무연고 묘지가 전체의 40%나 된다고 한다. 이것은 국가 발전에 크나큰 저해 요인일 뿐만 아니라 효의 실천에도 크게 잘못된 것이다.

　환경적인 문제도 심각하다. 조상의 묘를 크고 호화롭게 해야 효자라는 소리를 듣고 복을 받을 것이라고 생각해서 남보다 크고 호화롭게 꾸민다. 그러다보니 살아 있는 한 사람이 사는 면적보다 죽은 사람이 묻히는 산소 자리가 차지하는 면적이 더 크게 되었다. 법으로 산소의 면적이 제한되어 있지만 이를 지키는 사람은 별로 없다. 게다가 성묘를 위해 길을 내면서 또 얼마나 많은 산림을 훼손하는지 모른다. 아름다운 금수강산이 아니라 묘지강산이 되어가고 있는 것이다.

　화장법이 대안이지만 거기에도 문제가 있다. 화장을 하게 되면 보통은 강이나 산에 골분을 뿌리거나 분골 상태로 봉안하게 되는데, 산골散骨하면 공해를 일으키게 될 뿐만 아니라 고인과 단절감을 느끼게 된다. 또한, 분골 상태로 모시려면 유골의 손상을 방지하기 위해 제반 시설을 갖춰야하는데 관리에 따른 비용이 만만치 않다.

　스승님께서는 이런 여러 문제점을 극복할 대안으로 '자화사리磁化舍利 봉안법'을 제안하셨다.

　"화장한 유골을 자화磁化시켜 보석처럼 영롱한 사리舍利같은 형태로 만들어서 모시면 어떨까요? 사람들이 한 생각을 바꾸지 못하고 전통과 관습에 묶여서 소중한 삶의 터를 훼손할 뿐만 아니라 진정한 효를 실천하지도 못하고 있는 것 같습니다. 우리가 만약 유골을 사리와 같은 결정체로 만들어서 모실 수 있게 한다면 세상을 위해 뜻깊은 일이 될 것입니다. 어려운 일이겠지만 누군가는 꼭 해냈으면 좋겠어요."

"제가 하겠습니다!"

나는 스승님의 제안에 크게 감명 받아 앞뒤 재지도 않고 겁도 없이 대답했다. 그것이 얼마나 어려운 것인지도 모르고 겁 없이 무턱대고 자화사리 연구에 뛰어들었던 것이다. 전혀 아는 바도 없는 내가 무작정 뛰어든 것은 평소 무언가에 몰두해 연구하는 것을 좋아할 뿐만 아니라, 그것이 참으로 의미있고 누군가는 반드시 해내야 할 일이라고 생각했기 때문이다.

그 방면에 문외한인 내가 겪은 고초는 한두 가지가 아니지만 가장 큰 문제는 역시 기술개발이었다. 우리나라에서는 물론 세계적으로 그 누구도 시도해보지 않은 방법이었기 때문에 모든 것이 무에서부터 출발할 수밖에 없었다.

유골을 자화사리로 만들기 위해서는 유골을 용해하는 것과 그렇게 용해된 유골을 결정체로 만드는 과정이 가장 기본이 된다. 나는 실험을 위해서 사람의 뼈와 유사한 소뼈를 이용하였다. 소뼈를 구해 골분을 만들어서 인골을 대신하였다.

무엇보다도 큰 문제는 유골을 용해하는 일이었다. 유골을 용해하기 위해서는 2,000도 가까운 고열이 필요하다는 것까지는 알아냈지만, 일상생활에서는 그렇게 높은 고열을 쓰지 않기 때문에 그런 기술도, 기구도 쉽게 찾을 수가 없었다. 나는 이러한 분야에 전문가들을 찾아다니면서 연구를 할 수밖에 없었다. 이것은 쉽게 배울 수 있는 기술도 아니었지만 어쩌다 뜻을 내는 사람을 만나도 처음의 장담은 그리 오래가지 않았다.

"2,000도? 그까짓 거 문제도 아닙니다."라고 자신 있게 얘기하던 사람들도 막상 부딪혀보면 고개를 절레절레 흔들었다. 수차례에 걸친 실험 결과 유골은 1,600도에서 녹기 시작한다는 것을 알아냈다. 그러나 다량의 유골을 한꺼번에 녹이려면 그보다 훨씬 높은 2,000도 이상의 온도가 필요했다. 1,500도에서 녹는 무쇠보다도 더욱 높은 온도가 필요한 것이다.

열을 가해 용해하는 방법으로는 전기 용해, 가스 용해, 고주파 용해, 플라스마 용해 방법 등이 있는데 실제로 해보면 생각처럼 잘 되지 않았다. 단순히 열을 올리는 데 그치는 것이 아니었다. 골분의 성질은 쇠와 달라서 처리 방법이 여간 까다롭지 않았다.

나는 모든 방법을 다 동원해서 용해 실험을 해보았는데, 그중 가장 용이하고 효율적인 것은 가스 용해 방법이었다. 많은 시행착오 끝에 특별히 제작한 불대 팁을 이용해서 용해하는 데는 성공했지만 이번에는 용해로인 도가니를 구하는 것이 문제였다. 우선 2,000도가 넘는 고열에 견뎌나는 도가니가 없었다. 내화성이 세계 최고라는 일본산 도가니조차도 그 정도의 고열의 불대 팁을 가져다 대면 금방 녹아버리고 말았다. 또 하나의 문제는 용해된 유골이 용기에 눌어붙으면 안 된다는 것이다. 세라믹이 열을 잘 견디기는 하지만 유골의 성분과 흡사해서 고열에서는 용해로에 유골이 눌어붙고 말았다. 각고의 노력 끝에 특수한 재료와 형태로 용해로를 만들 수 있었다.

하나가 해결되면 또 다른 문제가 생기는 법이던가. 다음 문제는 용암처럼 용해된 유골이 일반 금속과 달리 금방 굳어버린다는 사실이었다. 굳기 전에 결정체로 만들어야 하는데 그것이 난관이었다. 열을 계속 가하는 상태에서 작업이 이루어져야 하기 때문에 작업이 훨씬 어려웠다. 용해된 유골을 결정체로 만드는 과정 역시 대단히 어려운 문제였다. 자화사리는 말 그대로 자화磁化시키는 것이다. 청자나 보석같이 아름답고 영롱한 자연스러운 구슬형태의 결정체를 만들어야 하는데 그것 역시 간단한 문제가 아니었다.

  부산, 대구, 대전, 서울을 뒤지고 다니면서 각 분야의 기술자들을 만나 자문을 구했다. 각 과정마다 수많은 시행착오를 겪었다. 연구비만도 수억 원이 들어갔다. 연구비의 대부분은 스승님께서 부담하셨지만 나도 집을 담보로 융자를 받아서 보탰다. 각고의 노력 끝에 완벽하지는 않지만 국내 특허를 받은 것은 연구를 시작한지 6년이 지난 1998년이었다.

  당시 내 연구는 어느 정도 완성 단계에 있어서 SBS TV의 '세상에 이런 일이'라는 프로에 소개되었다. 그것을 시작으로 KBS TV의 수요기획, 아리랑 TV 등이 앞 다투어 다루었다. 경향신문을 비롯하여 한겨레21, 일간스포츠에도 소개되었다. 연합뉴스에서 기사화되자 로이터 통신, AP통신, AFP통신, 일본 NHK TV 등에서도 많은 관심을 가지고 소개했다. 나는 무엇보다도 이 기술이 현실화해 대중화될 수 있다는 사실에 기뻤다.

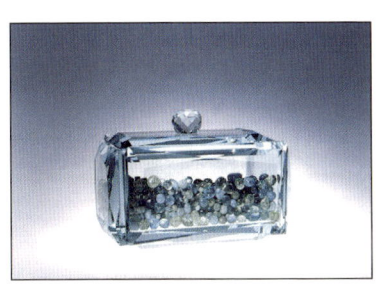
자화사리

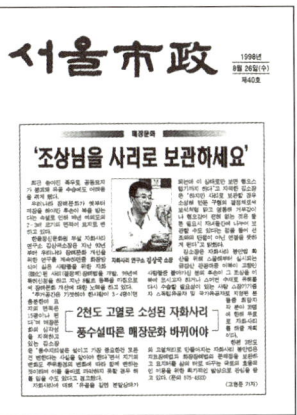
1998년 8월 26일(수)

'자화사리 봉안법'은 전통적인 장묘 문화가 가져오는 여러 문제들을 일거에 해결해준다. 유골이 부패되거나 손상되지 않고 냄새가 없으며, 보석처럼 맑고 영롱한 결정체이기 때문에 거부감이 전혀 없다. 혐오감이 없고 손상될 우려가 없기 때문에 각 가정에 모셔도 아무 문제가 없다. 집에서 모시면 고인과의 단절감을 극복할 수 있다.

또한 부처님의 사리를 곳곳에 모시듯이 자화사리도 형제자매나 후손들이 나누어 봉안할 수도 있다. 실제로 어떤 분들은 부모의 사리를 형제자매가 나누어 각각 집에서 모시고 있기도 하다. 이동이 자유롭기 때문에 언제 어디서나 늘 가까이 모실 수 있다. 만약에 외국이나 멀리 출장을 갈 경우 모시고 갈 수도 있다.

이런 취지로 각고의 노력을 다하던 중 나의 의뢰로 기술을 연구하던 사람들이 몰래 자신들의 이름으로 특허 신청을 내는 바람에 특허

분쟁에 휘말리게 되었다. 그로 인해 몇 년 동안 일도 제대로 하지 못하고 애를 태워야만 했다. 많은 난관 끝에 바로잡았지만 너무도 힘겨운 나날들이었다.

　나는 이 사업을 다른 사람에게 넘겨주기로 했다. 수도라면 몰라도 사업에 대한 의욕도 재능도 별로 없는 내가 이런 사업을 하는 것은 역부족이라 생각했다. 또한 연구라면 몰라도 사업에까지 뛰어들고 싶지는 않았다. 나는 수도를 해야 하고 또 세상을 위해서 해야 하는 본연의 일이 있었다. 그동안 연구해온 과정과 이미 출원했던 기술 및 특허 등록된 모든 자료들을 정리해서 이것을 사명으로 알고 열심히 해보겠다는 사람에게 모두 넘겨주었다. 연구를 시작한 지 10여 년만의 일이었다. 지금도 스승님의 뜻을 받들어서 세상에 유익한 일을 할 수 있었던 것에 대해 참으로 감사하게 생각하면서 이것이 세상에 유익하게 잘 쓰이기를 바랄 뿐이다.

　삶도 죽음도 도리에 따라야 한다. 우리가 조금만 생각을 달리하면 국가를 위해서도 자신을 위해서도 뜻깊은 일을 할 수 있다.
　영혼은 시신에 머물지 않는다. 영혼과 육신은 각각 본래자리로 돌아가야 한다. 영혼은 ○계로, 육신은 흙으로 돌아가야 한다. 영혼은 ○계로 천도薦度하고, 육신은 흙으로 돌아가도록 해야 한다. 명당을 찾아 조상을 모셔놓고 잘 돌보지도 않으면서 복을 받으려 하는 것이 어찌 후손된 도리라고 할 수 있겠는가.
　나는 자화사리 봉안법이 21세기에 적합한 혁신적인 장례법이라고 확신한다. 이것이 정착된다면 세상에서 가장 앞선 장례 문화를 만들어 나갈 수 있을 것이다. 단, 그렇게 되기 위해서는 우리의 의식이 깨어나야 한다. 삶과 죽음을 보는 우리의 시각이 바르게 서야 한다. 그것은 올바른 사상과 철학이 바탕이 되어야 한다.

이 기회를 빌어서 자화사리 연구를 위해 고난을 함께한 이상범님께 깊이 감사드리며, 아울러 기술적 지원을 아끼지 않았던 박수일님과 이육훈님께도 깊이 감사드린다.

세상정화를 위한 영혼제도

원한 맺힌 많은 영혼들이
모좌에 들지 못하고 떠돌면
세상이 혼란해진다.
세상은 살아 있는 사람만의
세상이 아니다.
저세상도 세상의 한 모습이다.
그러므로 세상에는
산 자와 죽은 자가 함께 존재한다.
이를 모르면 세상에만 집착하거나
저세상을 무시해 삶을
마구 흩뜨려버리고 만다.

세상정화를 위한 영혼제도

1996년 10월 30일, 스승님의 탄신일을 맞아 세상을 위해 무언가 보람 있는 일을 하고자 고심하던 중 스승님의 제안으로 세상에서 억울하게 희생당한 영혼들을 위해 '집단 영혼제도'를 하기로 했다. 갑작스럽고 어이없게 죽음을 맞이한 영혼들의 원한을 달래고, 슬픔에 빠진 유가족들의 애착을 바르게 정리해 건실한 생활을 할 수 있도록 하며, 나아가 한 맺힌 원혼들을 제도해줌으로써 이 세상의 기운을 정화시키고자 함이었다.

원한 맺힌 많은 영혼들이 모좌에 들지 못하고 떠돌면 세상이 혼란해진다. 사실 세상은 살아있는 사람만의 세상이 아니다. 저세상도 세상의 한 모습이다. 그러므로 세상에는 산 자와 죽은 자가 함께 존재한다. 이를 모르면 세상에만 집착하거나 저세상을 무시해 삶을 마구 흩뜨려버리고 만다. 이렇게 볼 때, 영혼제도는 세상을 정화하는 또 하나의 세상제도인 것이다.

집단 영혼제도는 서울, 대구, 광주, 나주, 진주, 마산, 대전 등 전국적으로 이루어졌다. 각 지역마다 영혼제도 방법이 달랐는데, 그것은 사고의 내용에 따라 제도 조건이 달랐기 때문이었다.

서울에서는 성수대교와 삼풍백화점의 붕괴로 희생된 사망자를 위한 영혼제도가 있었는데 내가 주도해서 집전했다.

1994년 10월 21일 오전, 성수대교 교각 사이 상판이 떨어지는 어처구니없는 사고가 발생해 등교하던 무학여고 학생 등 32명이 숨졌다. 차량 통행이 많은 출근, 등교 시간에 일어난 참사로 주로 꽃다운 나이의 학생들이 목숨을 잃은 안타까운 사고였다.

영혼제도 조건은 지도를 사망자 수만큼 준비해서 그 지도 위에 사망자의 이름을 쓰고 제사를 지낸 뒤 말아서 4m 되는 통을 통과하게 하는 것이었다. 그러고 나서 집전자인 내가 진혼문을 읽고 "이제 다 이었으니 탓하지 말고 가라."라고 외치는 것이었다.

영혼제도 조건으로 지도 위에 사망자의 이름을 쓴 것은 길을 인도한다는 의미다. 우리는 지도와 현실이 다를 때 당황하게 된다. 사망 당시의 영혼들은 영적으로 사고 당시의 상태에 머물러 있으므로 다리가 끊어져 있는 현실을 모른다. 그래서 본래의 상태로 되어 있는 지도에 각자의 이름을 쓴 것이며, 긴 통을 통하게 한 것은 종이로 '의미의 다리'를 만들어서 이은 것이고, "이제 다 이었으니 탓하지 말고 가라."라고 외친 것은 탓하는 마음과 원성을 거두고 모좌로 돌아가라고 한 것이다.

삼풍백화점 붕괴 사고는 1995년 6월 29일 5시 57분경, 서울 서초구 서초동 삼풍백화점 5층 건물 2개 동이 완전히 무너져 내려 501명이 사망하고 939명이 부상한 초대형 참사였다.

이 영혼제도의 조건은 종이에 사망자의 이름을 각각 쓴 다음 그 맥에 수지침으로 수침하고, 수침한 것을 빼서 소독한 후 땅에 묻는 것이었다. 삼풍백화점의 붕괴 사고는 건물의 맥들이 제 역할을 제대로 하지 못했기 때문에 일어난 것이라고 할 수 있다. 따라서 잘못된 맥을 고친다는 의미에서 침을 사용했고, 침을 소독한 것은 갑작스런 죽음으로 원망과 분노가 쌓인 것을 소독한다는 의미였다.

우리는 수소문 끝에 유가족 몇 분을 모시고 영혼제도를 해주었다.

대구에서는 달서구 상인동 가스폭발 사고로 희생된 101명의 영혼제도를 했다.

이 사고는 1995년 4월, 대구 달서구 상인동 대구 지하철 1-2공구에서 도시가스관이 폭발한 것인데, 이 사고로 등굣길의 학생과 출근길 시민 등 101명이 숨지고 202명이 중경상을 당했다. 이 사고 희생자의 영혼제도는 다소 복잡했다. 우선 시계 다섯 개를 준비해 사망자 20명을 시계 한개 씩에 격자무늬로 이름을 새겨서 제사를 지냈다. 그리고 시계의 시간을 각각 맞추어서 사리함에 넣어 산 정상 다섯 군데에 묻었다. 그리고 집전자가 "이제 시간이 됐으니 가라."고 사방으로 외치는 것으로 마무리되었다.

조건으로 시계를 사용한 것은 가스가 폭발하는 특정한 순간에 하필 버스가 그곳을 지나가게 된 것과 희생자들이 그 버스를 타게 된 것 모두가 시간에 의해 정해진 것이기 때문이었다.

부산에서는 구포열차 전복 참사자 영혼제도가 있었다. 이 사고는 1993년 3월, 경부선 구포역 북쪽에서 승객 600여 명을 태운 무궁화호 열차가 전복돼 78명이 숨지고 163명이 부상한 대형 열차 사고였다.

영혼제도는 종이배를 접어서 각각 이름을 쓰고 그 속에 '인도○'이라고 써놓은 다음, 제사 후 진혼문을 낭독하고 소각했다. 인도○은 길을 안내하는 안내자의 의미이고, 배를 쓴 것은 참사자들의 영혼을 배라는 탈 것에 태워 모좌로 보내는 의미를 쓴 것이다.

진주에서는 거창 양민학살 피해자의 영혼제도가 있었다.
1951년 2월, 경남 거창군 신원면에서 700명이 넘는 양민 대량 학살 사건이 일어났다. 그것은 6.25 전쟁 후 지리산을 근거지로 출몰하는 공비 소탕을 위해 주둔하고 있던 한동석 소령에 의해 감행된 것으로 양민을 공비로 몰아 일어났던 것이다.

영혼제도는 사망자 각각의 명패를 만들고, 그 위에 氣지도(氣의 흐름을 유도하는 궤도)를 만들어서 각각의 명패를 50개씩 세워 제사 드리는 한편, 가해자 한동석의 영혼제도를 위해 짚으로 몸을 본뜬 상을 만들어서 위패들로 둘러싸서 모두 함께 태웠다.

민족상잔의 와중에서 피해자 가해자 할 것 없이 모두 민족의 제단에 바쳐진 희생양이었다. 따라서 역사의 올바른 이해로 서로에게 가졌던 모든 원한을 불로 태우고 온전한 사랑의 마음으로 모좌로 보낸 것이다.

마산에서는 3.15 부정선거로 인한 4.19 국민의거에서 사망한 희생자 중 신원이 밝혀진 김주열 외 19명을 위한 영혼제도를 해주었다.

1960년 3월 15일, 대통령 선거에서 당시 이승만 정권의 집권 유지를 위해 공공연한 부정선거가 자행되었다. 이에 선거 부정을 폭로하고 시민의 힘으로 바른 선거를 이루려던 집회와 시위가 잇달았다. 진압군의 강경대응으로 사망자가 속출하는 상황이 벌어졌으나 실상은 은폐되었다. 그러던 중 당시 고등학생이던 김주열군의 사체가 마산 앞바다에서 최루탄이 눈에 박힌 채로 떠올랐다. 이 사실이 알려지면서 국민들의 분노는 걷잡을 수 없이 타올라 결국 4.19 국민의거로 이어지게 되었던 것이다.

영혼제도는 소금을 볶아서 방석 안에 넣고 사망자 각각의 이름을 쓰고 제도했다. 그리고 "편히 돌아가라. 걱정치 말라."라고 외치고 제사를 드린 후 진혼문을 읽었다.

영혼제도 조건에서 소금을 볶는 의미는 강한 결합력을 분해시키기 위한 것이었다. 이온결합을 하고 있는 소금을 볶음으로써 강한 결합력을 분해시켜서 이 세상과의 연결을 정리한 것이었다.

대전에서는 충주호 유람선 침몰사고, 청주 우암상가아파트 붕괴사고 희생자를 위한 영혼제도를 했다. 1993년 1월 7일, 충북 청주시 우암동 우암상가아파트에서 액화석유가스가 연쇄 폭발하면서 5층 상가아파트 전체가 무너져 내려 주민 28명이 숨지고 48명이 중경상을 입는 사고가 있었다.

1994년 10월 24일에는 충북 충주호에서 화재가 발생해 30여명이 사망했다. 충주호 화재 사고는 성수대교가 무너진 지 얼마 되지 않아 일어난 사고여서 국민들에게 큰 충격을 주었다.

영혼제도는 한지$_{韓紙}$ 세 가닥을 머리 땋듯이 꼬는데, 사이마다 희생자들의 이름을 쓰고 氣지도를 그린 종이를 끼워 넣은 후 제사를 지내고 소각하는 것으로 마무리했다. 그 의미는 영체들이 흩어져서 떠돌이가 되지 않게 하기 위한 조치였다.

나주에서는 서해 페리호 침몰로 인한 희생자들의 영혼제도가 있었다.

1993년 10월 10일, 전북 위도면 해상에서 승무원과 승객 400여명을 태우고 부안군 격포항으로 가던 서해 페리호의 침몰은 선장을 포함해 292명의 생명을 앗아갔다. 이 사고는 과적, 과승과 선박의 배수불량 등이 빚어낸 인재였다.

여기에서의 영혼제도는 진혼문을 만들고 거기에 참사자의 이름을 쓰고 제사를 드린 후, 여덟 곳으로 나누어 소각하는 것이었다. 여덟 곳으로 나눈 이유는 꼬인 고리 모양 '∞'으로 이어져 있다는 의미를 쓴 것이다. 이 세상과 저세상을 이어서 그들이 가고자 하는 곳으로 갈 수 있게 한 것이다.

우리는 영혼제도를 하며 세상 사람들에게 크게 알리지 않았다. 알아달라고 호소하지도 않았다. 다만, 세상의 주인된 마음으로 세상을 밝고 맑게 하기 위해 스스로 그렇게 한 것이다.

스승님, 모좌에 드시다

"가까운 미래에
현생인류에게 다가올
대 환란을 막기 위해
모좌로 돌아가야 합니다."
완강하고 의연하신 말씀에
말릴 수도,
함께 따라가겠다고
떼를 쓸 수도 없었다.

7

스승님, 모좌에 드시다

모좌 결행 선언

2003년 12월 14일, 스승님께서는 전국에서 모여든 제자들이 지켜보는 가운데 천천히 들어와 좌정하셨다. 한 사람씩 눈을 맞춰가며 장내를 둘러보신 스승님께서는 무엇인가 하실 말씀이 있는 듯 했지만 좀처럼 입을 열지 않으셨다. 표정은 자연스러움을 유지하려고 애를 쓰시지만 슬픔을 억지로 삼키시는 것을 모르는 사람이 없을 정도로 감정이 밖으로 배어 나왔다. 그렇게 한참이 지나서야 마침내 입을 여셨다.

"나는 여러분과 오래도록 진리를 이야기하고 많은 것을 나누고 싶지만…… 앞으로 여러분과 함께 세상을 제도하고 공부할 수 있는 시간이 많이 남지 않았습니다. 나는 곧 모좌로 가야 하기 때문입니다. 앞으로 3개월 정도 허락되는데, 여러분은 그 기간에 참으로 깊이 공부해야 합니다."

목구멍으로부터 뜨거운 무엇이 치밀고 올라오는 것을 참지 못한 제자들이 여기저기서 눈물을 훔치기 시작했다. 그것이 무슨 말씀이냐고 하며 통곡하는 이들도 있었다. 잠시 후, 평정심을 회복하신 스승님께서는 다시 입을 여셨다.

"오고 가는 것은 세상의 이치입니다. 죽음을 끝이라고 받아들이지 않아야 합니다. 앞으로 여러분은 '나'와 '남'을 잘 구분해서 살아가면 좋겠습니다. 솟아나는 자, 깨어나는 자, 새롭게 태어나는 자가 되지 못하면 남으로 남을 수밖에 없습니다. 부부간에도 같이 새롭게 나면 나인데, 같이 나지 못하면 남으로 남고 맙니다. 영적으로도 마찬가지입니다. 나를 깊이 찾고, 나를 깊이 이해한 사람은 행복한 사람입니다. 앞으로 3개월 동안 자신과 진실로 통할 수 있는 시간이 되면 좋겠습니다. 시간이 많다고 공부가 잘 되는 것은 아닙니다. 공부도 농축해서 해야 합니다. 이젠 3개월밖에 시간이 없습니다. 나는 여러분에게 3개월의 특별 정진을 허락하겠습니다. 자연현상에서 보면, 애벌레가 나비가 되려면 번데기가 되는 과정을 거치게 됩니다. 그런데 애벌레 속에 기생충이 알을 낳으면 번데기가 나오지 않고 구더기가 나옵니다. 여러분도 인간의 도리, 제자의 도리를 제대로 하지 않고 자기의 이기적인 욕심만 채운다면 3개월 후에는 살찐 구더기가 되어서 나올 것입니다. 3개월은 쓰기에 따라서 대단히 길 수도 있지만 대단히 짧을 수도 있습니다. 나와 함께 할 수 있는 시간을 참으로 보람있게 써서 3개월 후에는 모두 나비가 되어 나오길 바랍니다."

말씀을 마친 스승님께서는 각자 먼 길을 가야할 것이니 어서 집으로 돌아가라고 재촉하셨으나 제자들은 차마 발길을 돌리지 못했다.

영혼에 각인하다

2003년 12월 21일, 그날은 스승님의 말씀에 따라 3개월의 특별 정진이 시작되는 날이었다. 이미 지난주에 모좌로의 결행을 선언하셨기에 제자들의 얼굴은 침울하게 굳어 있었고, 숨소리 하나 들리지 않을 정도로 분위기는 가라앉아 있었다. 이윽고 도착하신 스승님은 다소 수척해보였지만 자애로움과 의연함은 더욱 빛나보였다.

스승님은 온화한 미소를 띠고 좌중을 둘러보시며 제자들과 눈을 맞추면서 오랜만에 만나는 제자들에게는 일일이 안부를 물으셨다. 그리고 말씀을 시작하셨다.

"내가 모좌로 간다고 결심하고 나서 가장 마음에 걸리는 분이 내 부모님입니다. 아버지는 올해 여든넷이고 어머니는 여든입니다. 노부모님을 두고 먼저 가는 것이 가장 가슴 아픈 일입니다. 옛날부터 부모로부터 받은 몸을 상하게 하는 것은 불효 중의 불효라고 했는데, 이제 먼저 떠나면서 어떻게 하면 부모님께 상처를 주지 않을 수 있을까 끊임없이 고민해왔습니다. 그러다가 어제 두 분에게 말씀 드렸습니다. 그러자 어머니는 "이 세상에 벌려놓은 것이 많으니 어서 다 이루어야지."라고 하시면서 애써 세상으로 끌어당기셨습니다. 그래서 저는 "제가 모좌로 가야 이 세상을 구하게 됩니다."라고 말씀드리자 아버지는 눈을 지그시 감고 계시다가 고개만 끄덕끄덕하시고, 어머니는 잠시 눈을 감고 계시더니 "그래, 남자가 세상에 나서 큰일을 해야지. 나는 너를 믿었고 너는 이 세상을 구한다고 하지 않았나. 그런 일이라면 당연히 해야지. 60년이면 많이 살았다."라고 하시면서 손을 내밀어 내 손을 잡아주셨습니다. 이 세상에서 자식이 부모에게 인정받는 것, 부모가 자식에게 인정받는 것은 대단히 중요합니다. 어머니는 오늘 저를 인정해 주셨고, 저 또한 어머니가 세상 그 어느 어머니보다 크신 분이라는 것을 확인했습니다."라고 하셨다.

다시 입을 여신 스승님께서는 "이제부터 소중한 여러분의 모습을 내 영혼에 각인시키고 싶습니다."라고 하시면서 한사람씩 스승님 앞으로 지나가면 좋겠다고 하셨다. 제자들은 한사람씩 스승님 앞에 다가가서 예를 올렸고, 스승님은 자애로운 미소로 답해주시면서 제자들의 손을 잡아주셨다.

복받쳐 오르는 감정을 가누지 못하고 울음을 터트리는 제자에게 "울지 마세요. 내가 가는 것은 세상의 때에 끌려가는 것이 아니라 나 자신이 스스로 선택해서 가는 것입니다. 모좌에 가서 해야 할 일이 있습니다. 그리고 남아 있는 인생이 길고 짧음의 차이만 있을 뿐 우리 모두 언젠가는 돌아가야 합니다. 그러나 살아있는 동안은 의미 있게 살아가야 합니다. 영적으로 자신이 하고자 하는 것을 잘 깨달아 그 일을 이루어가야 합니다. 육신이나 생각이 원하는 것에 매이게 되면 허망해집니다. 죽음을 앞에 두고 보면 무엇이 '나'이고 무엇이 '남'인지를 확연하게 볼 수 있게 됩니다. 물질 세상에 살고 있기 때문에 어쩔 수 없이 해야 할 일들이 있고, 그것들이 전부라고 생각하고 그것에 묶여 몸부림치지만, 막상 이 세상을 떠나려고 보면 그것들은 다 내 것이 아닙니다. 내가 가지고 갈 수 없는 것은 남의 것입니다."라고 말씀해 주셨다.

○계 모좌에 드시다

스승님께서는 "가까운 미래에 현생인류에게 다가올 대환란을 막기 위해 모좌로 돌아가야 한다."라고 하셨다. 완강하고 의연하신 말씀에 말릴 수도 함께 따라가겠다고 떼를 쓸 수도 없었다. 하늘이 무너져 내리는 비통함 속에서도 우리는 스승님의 가르침에 따라서 정진을 계속했다. 이 기간 동안에도 스승님께서는 몸을 아끼지 않으시고 직접 제자들을 지도해 주셨다. 그것은 마치 꺼져가는 등불이 마지막 불꽃을 사르는 것과 같았다. 끝까지 세상을 걱정하시며 제자들에게 가르침을 계속하시는 모습에서 숭고한 참스승의 모습을 볼 수 있었다.

2004년 10월 28일, 스승님께서는 당신의 연로하신 부모님을 잘 모셔달라는 당부의 말씀과 함께 나를 비롯한 여덟 명을 법사로 지명한다는 짧은 유지를 남기시고 마침내 ○계의 모좌에 드셨다. 그날은 회갑을 나흘 앞둔 날이었다. 5일장으로 모시니 세상에 오신 날 모좌로 돌아가셨다. 스승님께서는 평소에 "내가 태어난 날 돌아갔으면 좋겠다."라는 말씀을 종종하셨는데 말씀대로 이루어진 것이다.

12월 15일, 나는 스승님의 49재를 맞아 법사를 대표해 다음과 같이 추도사를 올렸다.

삼가 '한울 김준원 큰스승님'의 영전에 바치옵니다.
스승님께서는 지극하신 인류애로 세상제도를 해오셨습니다.
스승님께서는 가없는 깨달음으로 인류의 무지를 일깨우셨습니다.
살아실 제 임께서는,

이름 없는 들풀 하나에까지도 존재의 의미와 가치를 부여하셨습니다.

살아실 제 임께서는,

무지를 일깨우기 위해서는 사랑하는 자라 할지라도

매 들기를 주저하지 않으셨습니다.

살아실 제 임께서는,

괴롭고 아파하는 자를 보면 함께 눈물 지으시며,

그들을 돕기 위해 몸과 마음을 아끼지 않으셨습니다.

살아실 제 임께서는,

세상을 지극히 사랑하셨으며, 부모를 공경하고 제자를 아끼시며,

수도자로서, 제도자로서 표를 보이셨습니다.

이렇듯 참 삶을 살아오신 스승님께서 모좌에 드신 지

이미 49일이 지났건만

스승님의 모습은 눈에 선하고 말씀은 귀에 쟁쟁합니다.

이제 스승님의 모습을 다시 뵈올 수는 없습니다.

그러나 스승님께서 생전에 주셨던 가르침은 '말씀'이 되어

우리의 가슴 가슴에 영원히 살아남아 우리의 좌표가 될 것입니다.

내가 내 이웃을 진실로 사랑할 때, 임은 나와 함께하실 것이며,

내가 내 이웃을 미워하고 질시할 때, 임은 돌아서 버릴 것입니다.

내가 무지로부터 깨어나서 진리와 함께할 때, 임은 자랑스러워 할 것이며,

내가 탐욕의 늪에 빠져 투쟁할 때, 임은 돌아서서 눈물지을 것입니다.

스승님께서는

인류 역사상 가장 귀한 몸으로 이 세상에 오셨고,

이제 인류의 위기를 막기 위하여 모좌에 드셨습니다.

그러나 임께서 남기신 말씀은 진리의 빛이 되어
세상의 어두운 그림자를 모두 거두어 갈 것입니다.
임께서 남기신 말씀은 진리의 씨앗이 되어 우리의 가슴에 심겨졌습니다.
우리는 임을 따라 빛이 되어 세상을 밝히며,
한울농부가 되어 우리의 가슴에 심겨진 진리의 씨를 싹틔우고 꽃피워서,
이 세상을 사랑스럽고 아름다운 세상으로 가꾸어 갈 것입니다.
인류 역사에 영원히 기록될 '한울 김준원 큰스승님'이시여,
부디 세상일은 저희들에게 맡기시고
○계의 모좌에 편히 드시옵소서.

　스승님께서는 ○계의 모좌에 드셨다. 다시없는 지혜로 세상자들을 일깨우셨을 뿐 아니라 현생 인류를 제3인류로 대도약할 수 있는 커다란 영적 파동을 일으키시고, 위기에 처한 인류를 구하기 위해 스스로 모좌에 드신 것이다.

4

다시 세상 속으로

스승님께서 모좌로 드신 후
나는 '성멸'과 '오통'을 통해 새로운 세계를 보게 되었으며,
이것을 바탕으로 세상 속에서 스승님의 가르침을 이어가기로 했다

성멸性滅과 오통悟通

'성멸'과 '오통'은 둘이 아니다.
둘이면서 하나이다.
그것은 성멸하지 않고는
오통이 될 수 없기 때문이다.
저급한 성에 묶이고 잡혀있다면
깨달을 수 없다.
자기를 묶고 있는 성을 초월해야
비로소 온전한 깨달음에
이를 수 있는 것이다.

1

성멸性滅과 오통悟通

2003년 4월 16일은 내 공부에서 매우 중요한 결실을 맺는 의미 있는 날이었다. 그즈음, 나는 삭발을 했다. 삭발을 하고 나니 몸과 마음이 더없이 맑고 깊어짐을 느꼈다. 나는 그런 상태를 계속 유지하고 싶었다. 그때, 고요한 상태에서 공부를 점검하는 중에 다음과 같은 내용의 기술記述이 나왔다.

> 김상국께서는
> 성멸하시었습니다.
> 오통되시었습니다.

기술을 하면서 나는 가슴이 크게 진탕됨을 느꼈다.

기술에 '성멸하시었습니다.'라고 나왔는데, 우리공부에서 '성멸性滅'이란 매우 중요한 의미를 가지고 있다. 우리는 모두 성을 바탕으로 태어나며 한평생 성을 다루고 쓰며 성에 갇혀서 살아간다.

스승님께서는 성에 대해 다음과 같이 말씀하시며, 성을 바르게 이해하고 바르게 써서 성聖스럽게 되어 성性을 초월해야 한다고 하셨다.

성으로부터 부림을 당하지 말고
성을 좋은 탈 것으로 삼으라.
성은 그루터기이니
성을 통하여 모든 성을 볼 수 있게 하라.

세상 물질들은
서로 만나면 성이 보태어지는 것과
서로 만나면 성이 줄어지는 것과
서로 만나면 성이 나는 것과
서로 만나면 성이 사라지는 것과
서로 만나면 성이 변하는 것들 때문에
세상만사를 이루니라.
이성異性을 만나지 못해도 이성理性을 갖추면
세상만사를 조명해 볼 수 있으니라.

세상의 모든 것은
성에 갇혀 있으며
성에 매여 있으니
성에 의하여 멸하여지지 말고
성을 태워 새롭게 태어나야 하니라.

세상자 누구도 성으로부터 자유로울 수 없다. 성에는 생물학적인 성, 생리적인 성에서부터 성질, 성향, 성격, 성품 등을 비롯해 더 올라가면 우주본성에까지 이르게 된다. 또한, 성을 크게 보면 물질성, 감정성, 사고성, 심리성 등으로 볼 수 있다. 성을 초월한다는 것은 이러한 성들에 묶이지 않고 성으로부터 자유로우며, 성을 필요에 따라서 자유롭게 쓸 수 있게 된다는 것을 의미한다.

1991년 5월 19일, 스승님께서 내 공부를 점검하시던 중 '무견은 스스로 계를 성 다르게 하실 수 있게 되었습니다.'라는 기술말씀을 주신 적이 있다. 그 의미는 이제 나 스스로 성을 어느 하나의 의미에 묶이지 않고 필요에 따라 자유롭게 틀어서 쓸 수 있게 되었다는 것이다. 다시 말하면, '계'란 氣로 짜여진 근본도리를 말하며, '성'은 개체가 지닌 고유한 본성을 의미한다. 그런데 이제 내가 계를 성 다르게 할 수 있게 되었다는 것은 개체가 지닌 고유한 성을 내 뜻대로 바꾸어 쓸 수 있게 되었다는 것이다. 이는 정해진 성에 묶이지 않고 필요에 따라 성을 바꾸어 쓸 수 있게 되었다는 의미로서 성으로부터의 초월을 의미하는 것이다.

모든 사물은 각기 다른 성질과 성품을 지니고 있다. 그 성질과 성품에 따라 사물의 형상이 결정되고, 그에 따라 이름이 정해진다. 그런데 그 성에 묶이지 않고 성을 바꾸어서 쓸 수 있게 된다는 것이다. 하지만 당시 나는 이러한 것을 깊이 이해하지 못했던 터라 공부의 한 과정이려니 하고 넘겼었다.

스승님으로부터 이 기술말씀을 받을 즈음 나는 아주 특별한 경험을 했다. 모처럼 시간을 내서 천안의 독립기념관을 찾았다. 그때 천안으로 향하는 기차 안에서 한 젊은이와 자리를 같이하게 되었다. 아주 순박하게 생긴 청년이었는데, 마치 중병에 걸린 사람처럼 병약해 보이는 것이 마음에 걸렸다. 이런저런 이야기를 주고받던 중 그가 심한 폐결핵으로 고생하고 있다는 것을 알았다. 순간 나는 그의 병을 낫게 해주어야겠다고 생각했다. 전문 의료인도 아니고, 그 방면에 특별한 재주가 있는 것도 아니었지만 그 순간 나의 영적 감응은 분명히 그를 낫게 할 수 있다는 확신이 들었다. 나는 그에게 氣태를 주어서 병을 다스리기로 마음을 정하고 주머니를 뒤져보니 마침 10원짜리 동전이 하나 있었다. "여기에 마음을 싣고 병이 낫기를 기원하면 석 달 안에 폐결핵이 나을 것입니다."라고 하면서 동전을 그의 손에 쥐어 주었다. 그는 영문을 몰라 하면서도 동전을 받아서 지갑에 소중히 간직했다. 그리고 함께 독립기념관을 관람한 후 헤어졌다.

그러고는 까마득히 잊고 있었는데 그로부터 3개월이 다 되었을 무렵 그에게서 전화가 왔다. "방금 병원에서 진찰을 받고 나왔는데, 그동안 앓았던 폐결핵이 완전히 나았습니다."라고 하면서 흥분된 목소리로 감사의 뜻을 전하는 것이었다.

이것을 어떻게 설명해야 할까?

단순히 '플라시보 효과(placebo effect)'라고 할 것인가. 플라시보 효과란 의사가 효과 없는 가짜 약 혹은 꾸며낸 치료법을 환자에게 제안했는데, 환자의 긍정적인 믿음으로 인해 병세가 호전되는 현상을 말한다. 이는 심리적 요인에 의해 병세가 호전되는 현상으로 위약

偽藥 효과, 가짜약 효과라고도 한다. 플라시보 효과는 그것에 대한 확신을 가지고 마음으로 깊이 믿었을 때 일어나는 일이다. 하지만 이번의 경우 그는 단순히 지갑에 동전을 넣고 다닌 것뿐이었다. 그런데도 병이 나았다.

동전과 폐병은 직접적인 연관성이 전혀 없다. 내가 그의 폐병을 치료하기 위하여 동전을 쓴 것은 사물이 가지고 있는 성품을 연관시켜서 쓴 것이 아니다. 다만, 그것에 나의 마음을 실어서 그렇게 되도록 명命하여 쓴 것이다. 이것은 내가 그 사물이 지닌 고유한 성품과 관계없이 그의 내면에 있는 본질을 일깨워서 쓴 한 예이다. 이런 특별한 경험을 했지만 항상 그렇게 할 수 있는 것은 아니었다. 하나의 가능성을 예로서 본 것이었다.

그 후 10여 년이 지난 지금 내게 다시금 성에 관한 지도가 나왔다. 그것도 '성멸하시었습니다.'라고 기술되어 나온 것이다.

'성멸'이란 '사람성'을 멸했다는 것이다. 사람성이란 세상 물질과 세상 성에 집착하는 성을 말한다. 사람성이야말로 인간을 무지와 탐욕으로 끌고 가는 사슬과 같은 것이다. 성멸했다는 것은 성을 못 쓰게 되었다는 것이 아니라 부질없는 저급한 성에 묶이지 않고, 성에 대한 깊은 통찰로 성을 초월하여 자유자재할 수 있게 되었다는 뜻이다. 그 순간 스승님께서 수도 중에 성멸하시었다는 말씀이 떠올랐다.

그리고 이어서 '오통되었습니다.'라고 나왔는데 그것은 무슨 뜻일까?

그런데 기술로 글이 쓰여지는 순서가 특이했다. 먼저 'O'을 쓰고 나서 밑에 '—' 이렇게 선을 긋더니 그다음에 그 둘 사이를 '│' 이렇게 연결하는 것이었다. 그리고 나서 다음 글자들을 써나갔다. 그 순간 내면에서는 알 수 없는 큰 울림이 일어났다. 나는 쓰는 순간 그 의미를 직감적으로 알 수 있었기 때문이었다.

우리가 흔히 수도를 해서 깨달음에 이르면 도통道通했다고 한다. 그런데 내 경우 '도통'이 아니라 '오통'이라고 나왔다. 오통은 진정한 나와 통한다는 의미의 오통吾通이며, 깨달음에 이르렀다는 의미의 오통悟通이다. 이보다 더 깊은 의미의 오통은 우주의 근원이요, 본질인 'O'과 하나로 통한다는 'O통'이다. 오통을 쓰는 순간 나는 그것을 느꼈다.

이제 나는 비로소 '참나'와 통하고 우주근원과 하나로 통하게 된 것이다.

그러나 통했다고 완성된 것은 아니다. 이제 '참'으로 통하는 길이 열렸다는 것이다. 나는 온전히 근원과 '하나'가 될 때까지 더욱 정진해서 더 깊어지고 더 맑아지고 더 사랑하는 '하나'가 되기 위한 수도와 제도를 계속할 것이다.

깨달음이란 완성형이 아니다. 깨달음이란 끊임없이 나아가는 진행형이다. 깨달음이 완성이라면, 그래서 그것으로 모든 것이 설명되고, 모든 문제가 다 해결될 수 있었다면 우리 인간은 그것으로써 이미 모든 고통과 불행에서 벗어났어야 한다. 하지만 그렇지 않다. 하나의 깨달음은 다음의 깨달음을 낳는 바탕이 되며, 새로운 세계를 여는 키(key)가 될 뿐이다.

우리가 깨달음에 이르고자 하는 궁극적인 이유는 '대자유'를 누리기 위해서이다. 인간에게 영원한 삶이 보장되고, 온전한 자유를 누릴 수 있다면 수도는 아무 의미가 없을 것이다. 깨달음은 궁극적으로는 영원하고 무한한 생명과 어디에도 구속되지 않는 대자유를 구하는 것이다. 한 개체성으로서의 제한을 뛰어넘어 무한성과 영원성에 이르는 것이 깨달음이다. 이것을 실증적으로 보여준 분이 싯다르타요, 예수다. 궁극의 진리를 추구하던 한 인간 싯다르타는 무지를 깨고 각성함으로써 '부처'가 되었고, 하나님의 뜻을 따르던 한 인간 예수는 스스로 성전이 되어 하나님의 사랑을 온전히 실천함으로써 마침내 구원자 '그리스도'가 되었다. 그리고 한 인간 김준원 스승님은 우주의 근본도리를 온전히 깨달아 세상을 제도함으로써 '우주천주'가 된 것이다.

 진정한 자유를 얻기 위해서는 오히려 자신을 통제하고 다스릴 수 있어야 한다. 자신을 다스리는 것을 포기한 자는 절대로 자유를 누릴 수 없다. 낙하산 끈이 몸을 조인다고 고공에서 풀어버린다면 그는 떨어져 죽는다. 우리는 육체의 자유를 위해서는 육체를 제어하는 법을 익혀야 하고, 마음의 자유를 누리기 위해서는 마음을 다스리는 법을 터득해야 하며, 영적인 대자유를 원한다면 영적 각성을 통해 영적 해방을 이루어내야 한다.

 우주적인 지혜와 사랑과 권능을 온전하게 구현해낼 때 비로소 대자유를 누릴 수 있게 되는 것이다.

 '성멸'과 '오통'은 둘이 아니다. 둘이면서 하나이다. 그것은 성멸하지 않고는 오통이 될 수 없기 때문이다. 저급한 성에 묶이고 잡혀 있다면 깨달을 수 없다. 자기를 묶고 있는 성을 초월해야 비로소 온전한 깨달음에 이를 수 있는 것이다.

전생업장 소멸제도

업장이란
다 태우지 못한 '잔류 에너지'이다.
대부분의 사람들은
모두 영적 찌꺼기를 남긴다.
무지와 탐욕이 죄를 만들고,
그 죄로 인해
명을 온전히 태우지 못한 것이
업장으로 남는다.

2

전생업장 소멸제도

스승님께서는 제자들에게 '전생소제'와 '전생독 제거'의 필요성을 강조하시며 그 처리법을 가르쳐주셨다. 나는 이것을 바탕으로 '전생업장 소멸제도'를 지도하고 있다.

'전생소제'란 전생에서 지은 업장의 찌꺼기들을 닦아내는 영적 지도를 말하며, '전생독 제거'는 전생업장에 의해 생긴 독을 제거해내는 것을 말한다.

오늘의 내가 어제로부터 이어져왔듯이 이생에서의 삶은 전생으로부터 비롯된다. 우리 모두는 전생의 업장에 의해 이 세상에 태어나는 것이다. 업장은 자신이 풀어야할 응어리이며 닦아야 할 때이며 해야 할 일이다. 업장은 영적 성장의 걸림이 되며 업장이 두터울수록 순탄한 삶이 되지 못한다. 전생업장은 단번에 다 닦아지는 것이 아니다. 그것은 오래 묵은 때가 한꺼번에 다 벗겨지지 않는 것과 같다. 때가 짙으면 소제도 여러 번에 걸쳐서 계속해야 하며, 그때마다 닦는 방법도 다르다.

본생담에서 부처님은 500생을 거듭 태어나면서 날 때마다 수행을 계속했다고 한다. 태어날 때마다 악업을 멸하고 선한 덕을 계속 쌓아서 싯다르타로 태어났을 당시에는 이미 깨달을 수 있는 모든 기운을 다 갖추고 태어났다고 한다. 그럼에도 불구하고 6년의 고행을 한 후에야 대각을 이루어 부처가 되었다고 한다.

우리는 어떤가. 우리 모두가 그러한 기운을 가지고 났을까? 선한 덕을 쌓기는커녕 오히려 날 때마다 악업을 쌓아가기만 하지는 않았을까? 베푼 공덕이 쌓이지는 않더라도 없어지지나 않았으면 좋겠으나 그것도 쉽지 않다. 자신에게 전생의 독이 배어있으면 그 독이 전생에 베푼 공덕을 다 녹여버리고 말기 때문이다. 들판에 내린 눈은 쉬이 녹지 않으나 강물에 내린 눈은 내리는 즉시 녹아버린다. 그와 같이 자신의 영혼에 독이 배어 있으면 어렵게 이룬 공덕이 다 녹아버린다. 그래서 독을 제거해야 어렵게 이룬 공덕이 쌓이게 된다. '전생소제'가 업장을 닦는 것이라면 '전생 독 제거'는 선한 공덕이 쌓일 수 있도록 영적 바탕을 마련하는 것이라고 할 수 있다.

나는 수도자의 공부 보조나 생명장 조정이 필요한 분들을 위해 '전생업장 소멸법'을 지도해주고 있다. 전생의 업장으로 인해 수도가 어려워지거나 삶에서 고난을 겪게 될 때, 업장을 제도해주면 쉽게 정돈되기 때문이다.

여기에서 먼저 업장이란 무엇이며 왜 생기며, 어떻게 풀어낼 것인가에 대해 설명하고자 한다.

업장이란 무엇인가?

우리는 전생의 업장에 의해 태어났으며 삶은 전생업장을 풀어가는 여정이라고 해도 과언이 아니다. 업장이란 단적으로 표현하면 다 태우지 못한 '잔류 에너지'라고 할 수 있다. 불교에서는 명을 완벽히 태워서 일체의 찌꺼기를 남기지 않은 상태를 '열반涅槃'이라고 한다. 그러나 대부분의 사람들은 모두 영적 찌꺼기를 남긴다. 무지와 탐욕이 죄를 만들고, 그 죄로 인해 명을 온전히 태우지 못한 것이 업장으로 남는다.

대기 중에 떠도는 수증기가 먼지를 중심으로 모여들어 빗방울이 되듯이 한 생명의 영혼이 형성되는 것 역시 먼지와 같은 영적 찌꺼기가 있기 때문에 생성된다. 전생에서 다 태우지 못한 잔류에너지인 업장을 근거로 해서 '영'이 구성되는 것이다.

왜 잔류 에너지가 남는가?

업장은 죄에 의해 만들어진다. 죄는 '조이는 것'이니, 도리에 맞지 않게 조이면 죄가 된다. 남을 조이거나 자신을 조이거나 모두 죄가 된다. 죄는 '무지'와 '탐욕'에 의해 생긴다. 무지와 탐욕은 자신에게로만 끌어당기려 함으로써 우주운행의 흐름을 막고 끊고 왜곡시킨다. 우주적 대순환의 질서를 거스르는 무지와 탐욕이 원怨과 한恨과 저주의 응어리를 만들며, 이것이 굳어지고 굳어져서 잔류 에너지를 남겨서 업장이 된다. 업장이 있는 한 본래자리인 '○계'에 들지 못하고 '중음계中陰界'에서 떠돌게 된다. 그러다가 먼지가 수증기를 만나 빗방울이 되듯이 인연과 우주적 의지에 의해 다시 이 세상에 태어나게 된다.

업장을 어떻게 풀어낼 것인가?

원과 한과 맺힌 응어리를 풀기 위해서는 참회와 용서, 이해와 사랑으로 풀어내야 한다. 지금까지 자기 쪽으로만 끌어당겼던 것들을 밖으로 풀어내야 한다. 온 마음과 온 정성을 다해서 풀어내야 한다. 어쩌면 자기 내부에 너무도 깊이 고착화되어 있어 자신을 다 내놓지 않으면 안 되는 것도 있을 것이다. 그러나 인간의 몸으로 세상에 나온 지금 풀지 않으면 언제 풀겠는가?

사랑과 희생은 응어리를 풀어내는 가장 좋은 방법이다. 그것은 나만을 주장하던 마음을 내려놓게 하고, 상대를 경계하고 미워하는 마음을 사라지게 한다. 업장을 짓지 않으려면 무지로부터 깨어나야 한다. 우리가 가장 경계하고 두려워해야 할 것이 바로 무지다. 무지는 도리를 어기고 잘못된 길을 가게 하며, 우주적 질서를 거스르게 한다. 이것이 죄를 만든다. 무리한 탐욕과 집착으로 남을 억압하고 자신을 조이면 모두 죄가 되며, 이 죄가 응어리가 되고 업장이 되는 것이다. 이 응어리를 풀어내야 업장이 소멸된다. 몸과 마음과 생각 속에 뿌리깊이 박혀 있는 것들을 뽑아내야 하며, 나아가서 영혼에 깊이 맺힌 응어리까지 모두 풀어내야 한다. 자신의 집착과 무지와 탐욕으로 인해 상대를 아프게 하기도 하고, 반대로 믿었던 상대에게서 배신과 불이익을 당해 가슴에 원한이 맺히기도 한다. 또한 영적 무지로 인해 소중한 생명을 의미 없이 살생한 것이 어찌 한두 번일 것이며, 쓸데없이 사물을 마구 쓰고 버린 것이 얼마나 많겠는가.

원이나 한은 모두 풀어야 할 영적 응어리들이다. 무지로 인해 살생하고 도리에 맞지 않게 마구 써버린 것도 모두 죄가 된다. 이 죄의 무게가 크면 클수록 깊은 추락의 나락으로 떨어지게 된다. 도저히 헤어 날 수 없을 정도로 깊이 떨어지면 그곳이 바로 지옥이다.

업장은 무시한다고 없어지거나 자유로워지지 않는다. 그것은 자신을 존재하게 한 바탕인 동시에 일생 동안 풀어야 할 숙제로서 태워야 할 정명定命이며 숙명宿命이다.

업장은 벽에 난 작은 구멍을 통해 벽 뒤쪽의 실 뭉치와 자신이 연결되어 있는 것과 같다. 벽 뒤쪽의 실 뭉치가 있는 쪽을 전생이라 한다면 자신이 있는 쪽은 현생이라 할 수 있다. 이쪽에서 일어나는 운동은 저쪽에 영향을 주고, 저쪽에서 일어나는 운동은 이쪽에 영향을 준다. 한참 실이 잘 풀리다가도 저쪽의 엉켜 있는 부분에 걸리면 아무리 애를 써도 안 풀린다. 이것을 풀어내기 위해서는 저쪽의 엉킨 것을 먼저 풀어내야 하는데, 그것이 '전생업장 소멸'이다.

여기에서 우리는 사고의 대전환이 일어나야 한다. 원인이 결과로 이어지는 선형적인 인과因果의 사고에서 전체를 하나로 보는 장場, field의 사고로 전환되어야 하는 것이다. 업장業障이란 업장業場이기도 한 것이다. 장의 개념이 아닌 선형의 사고로는 자신의 업장을 다 풀어낼 수 없다. 자신이 희생시킨 하나의 생명을 위해 하나밖에 없는 자신의 목숨을 내어 놓아야만 상쇄시킬 수 있다면 어떻게 수많은 전생을 통해 겹겹이 쌓인 업장을 다 소멸해 낼 수 있겠는가. 그것은 불가능한 일이다. 그래서 장의 개념에 의한 '전생업장 소멸법'을 권하는 것이다.

성냥불을 써서 업장을 소멸하는 방법

이것은 스스로 제도를 통해서 업장을 닦기에는 힘든 분들을 위한 방법인데 그 방법은 다음과 같다.

아침에 잠이 깨면 좌정한 다음 호흡을 가다듬고 몸과 마음을 정돈한다. 그리고 지난 삶을 가만히 돌이켜본다. 이때 자신의 가슴에 누군가에 대한 원한이나 서러움 같은 응어리가 떠오르면 그 생각에 집중하면서 그것을 성냥개비의 유황이 발라져 있는 부분에 모은다. 그러고 나서 이 응어리를 다 태우겠다고 생각하며 성냥개비에 불을 붙인다. 성냥불과 함께 자신에게 맺혀 있던 업장의 응어리를 다 태우는 것이다.

이런 마음으로 성냥개비가 다 탈 때까지 기다렸다가 불이 손 가까이에 이르면 불을 끄고 미리 준비해둔 항아리에 담아놓는다. 이와 같은 방법으로 매일 계속한다. 항아리 속의 성냥개비는 모아두었다가 한 해가 끝나는 날에 마무리 처리한다. 마무리 처리를 통해서 그때까지도 다 처리되지 않은 잔류 에너지를 소멸한다. 이때 어떤 기운은 태워서 하늘로 보내고, 또 어떤 기운은 묻어서 땅으로 보내서 업장의 찌꺼기를 소멸한다. 이러한 마무리 처리는 영적으로 깊이 각성을 이룬 자가 도리에 맞게 처리해주어야 한다.

업장의 기형氣形 위에 촛불을 켜서 소멸하는 방법

지금까지 나는 위의 방법으로 내 어머니께도 당신의 업장을 닦을 수 있도록 해드렸다. 그런데 문제가 생겼다. 어머니의 연세가 너무 많아서 이제 그 방법으로 계속하시기 어렵게 된 것이다. 나는 어머니가 성냥불을 켜시다가 혹 실수라도 하지 않으실까 걱정이 되어서 다른 방법을 찾게 되었다. 그리고 요즘은 성냥을 구하기가 쉽지 않아서 이 방법으로 하는 것이 어렵기도 하다. 그래서 다음과 같은 방법을 찾아내었다.

아직 다 태우지 못한 업장의 기운을 기형氣形으로 그려서 그 위에 촛불을 켠 후, 그 앞에 앉아서 '참회'와 '용서'하는 마음으로 '기도'하고 '명상' 함으로써 업장의 찌꺼기를 태우는 것이다. 즉, 풀지 못한 업장을 기형으로 그려주고, 그 기형 위에 촛불을 켜두고 기도나 명상을 통하게 함으로써 업장을 소멸하는 것이다. '전생업장 기형氣形'이란 업장의 에너지장을 그림 형태로 그린 것을 말한다.

전생업장 제도에서 촛불을 켜는 것은 업장을 태운다는 의미와 초가 지닌 의미가 서로 잘 통하기 때문이다. 초는 자신을 태워서 주위를 밝힌다. 이는 궁극적으로 자신의 업장을 태워서 빛이 되려는 우리 마음과도 그 의미가 잘 통한다. 하루에 10분도 좋고 한 시간도 좋다. 매일 반복해서 초가 다 탈 때까지 계속한다. 초가 다 탈 때까지 계속한 후에 다시 점검해서 그때까지 다 태우지 못한 업장에 대해서는 추가로 기형을 그려주어서 계속하도록 한다.

회로제도를 통해 업장을 소멸하는 방법

전생에 자신이 저지른 업장을 알지 못하고도 풀어낼 수 있는 방법이 있을까? 우리의 의식은 전생을 속속들이 알 수도 없을뿐더러 설사 알았다고 해도 전생으로 돌아갈 수가 없다. 이것을 극복할 수 있는 것이 회로제도에 의한 것이다. 회로제도를 통해 전생업장의 氣를 풀어냄으로써 전생업장을 소멸시키는 방법이다. 회로제도를 통해 전생업장을 소멸하는 것은 전생업장 소멸과 더불어 그것을 통해 우주의 근본도리를 깨닫게 하려는 것이다. 회로제도는 반드시 영적 지도를 통해야 한다. 영적 지도를 통해 스스로 氣를 타게 하며, 체득하게 함으로써 제도할 수 있도록 한다. 회로제도를 통하는 방법은 누구나 할 수 있는 것은 아니지만 이것이야말로 가장 확실하고 빠른 방법이다. 회로제도를 통하는 방법은 우리의 생각이나 의식 그 너머의 내면에까지 내려가서 맺혀 있고 응어리져 있는 기운을 풀어내는 방법으로서 역사상 유래가 없는 초유의 방법이다.

전생업장 소멸의 최선은 회로제도를 통하는 방법이다.

풀어야 할 수많은 업장들은 마치 양파 껍질과 같이 겹겹이 쌓여있다. 따라서 업장을 풀어내는 방법은 업장에 따라 다르다. 때를 닦는 것도 때時가 있으므로 때를 맞추지 않으면 안 된다. 앞에서 제시한 전생업장 소멸법들은 얕은 것에서부터 깊고 근원적인 것까지 제도할 수 있는 제도법들이다.

각자의 여건에 따라 선택하는 방법도 다르다. 스스로 공부해서 회로제도를 함으로써 업장을 풀어내고 소멸할 수 있으면 최선이지만 그렇게 할 수 없는 분들은 각자의 조건에 맞게 지도받으면 된다.

이 세상의 어느 누구도 전생업장을 완벽하게 소멸할 수는 없다. 그가 영적으로 완벽하게 깨달아서 자신의 정명의 사슬을 완전히 풀어내지 못한다면 절대로 전생업장으로부터 자유로울 수 없다. 또한 누구도 타자의 업장을 완벽하게 소멸시킬 수 없다. 다만, 소멸의 방법을 제시하고 보조하는 것이다.

　전생의 업장을 우리의 머리나 생각으로는 알 수도 제도할 수도 없다. 오로지 氣로써 짜여진 계를 바르게 함으로써 가능하다. 그렇기 때문에 회로제도를 통하는 방법이 최상인 것이다.

　전생업장은 죄가 되어서 자신의 영을 도리에 맞게 돌지 못하게 하고, 돋아나지도 못하게 하며, 궁극적으로는 ○계에 들지 못하게 한다. 자신의 영이 영생하게 하려면 회로제도를 통해 영적 장애가 되는 업장들을 모두 소멸해 자신이 유래한 근원으로 돌아가도록 해야 한다.

본영조정과 모좌조정

각자는 자신의 명을
운영함으로써 살아간다.
명은 각자의 개체성이
보장됨으로써 존재할 수 있고,
그 개체성은
운영할 바탕이 있어야 한다.
그의 개체적 실체가
'본영'이며,
본영이 존재할 수 있는 영적 바탕이
'모좌'이다.

3

본영조정과 모좌조정

　우리가 이 세상에 살아가는 것은 자신의 본영이 몸을 조종해 영적 진화를 이루어가는 여정이라고 할 수 있다. 나는 생명장 조정을 통해 모든 문제는 결국 그 사람의 영혼에서 비롯된다는 것을 알았다. 즉, 모든 것은 '본영'과 그 본영의 영적 토대인 '모좌'에서 기인되는 것이다. 그런 의미에서 '본영조정제도'와 '모좌조정제도'는 매우 중요한 제도이다.

　나의 '본영조정제도'와 '모좌조정제도'는 스승님의 우주○초대와 영혼복제의 연구에서 비롯되었다.

　스승님께서는 30여 년 가까이 세상제도와 제자들의 공부지도에 온 심혈을 기울이셨다. 그러면서도 늘 가슴 깊은 곳에는 인간에 대한 회의를 떨쳐버리지 못하셨다. 사랑과 관심을 가지고 열정을 다해 지도했던 제자들이, 세상제도에 동참시켜 인류를 보게 하고 우주를 보게 하여 이제 참다운 제자가 되고 세상의 주인으로서 큰일을 할 수 있겠다고 기대했던 제자들이, 어느 순간 홱 돌아서 버릴 때마다 인간에 대한 회의와 불신으로 세상에 대한 마음을 접으려고 하신 적이 한 두 번이 아니었다.

그러나 그 때마다 '그래도, 그래도……'하면서 돌아선 마음을 되돌려 제자들의 지도와 세상제도를 계속하셨다. 하지만 인간에 대한 불신과 회의를 떨쳐버리지 못하고 그 원인을 궁구하시다가 그들이 그렇게 하는 가장 주된 원인이 영적으로 크지 못하기 때문이라고 판단하시고 새로운 시도를 하기에 이르렀는데, 그것이 '영체복제'와 '우주○초대'이다.

스승님께서는 영적으로 저급한 사람은 큰 법을 받아들이기 어렵고, 그런 사람은 근본 바탕이 바뀌지 않으면 어떠한 지도를 받아도 금방 제자리로 되돌아가 버리고 만다는 것을 알게 되신 것이다. 그래서 지도의 한계성을 깨닫고 아예 처음부터 고급 영들을 세상에 나게 하는 것이 더욱 효과적이라고 생각하시고 '우주○초대' 방법을 가르쳐 주셨으며, 아울러 우수한 영체를 복제하는 연구를 시작하신 것이다.

2003년이 시작되는 날, 스승님께서는 영체복제 연구에 대해 다음과 같이 말씀하셨다.

"내가 온갖 방법으로 세상제도를 해오면서도 가장 이해할 수 없는 것이 인간에 대한 것이었습니다. 인간에 대한 궁극적 이해는 인간의 영혼에 대한 이해가 없으면 안 됩니다. 이제 제3인류로 대도약하기 위해 고급영체들을 복제해야겠습니다. 이미 우주○초대를 통해 우주의 고급영들을 세상에 오게 하고 있지만 그것만으로는 부족합니다.

'우주◯초대'는 임신을 하고 출산해서 아이가 자라기까지 상당한 시간이 필요한데, 지금은 느긋하게 기다릴 만큼 시간적 여유가 없습니다. 그래서 영체복제라는 아주 특별한 방법을 생각하게 되었습니다. 영체복제는 인체복제와는 또 다른 차원의 일입니다. 인체복제가 하드웨어를 복제하는 것이라면 영체복제는 소프트웨어를 복제하는 것과 같습니다. 영체복제는 신이 인간을 창조했다는 난공불락의 종교적인 굴레에서 해방이 시작되는 것과 같습니다."

인체복제나 영체복제에 있어서 지금까지 인간이 만들어 놓은 윤리와 도덕, 그리고 영혼의 문제를 어떻게 이해하고 다룰 것인가 하는 것이 가장 큰 문제일 것이다. 그렇더라도 그것은 누군가 막는다고 막아지는 것이 아닐 것이다.

이 같은 배경에서 스승님의 영체복제에 대한 연구는 시작되었다. 그리고 수개월 후, 스승님께서는 "내가 지금까지 연구해본 결과 기본 소素인 '◯'은 복제가 되는데 '영'은 복제가 되지 않습니다."라고 하셨다.

'◯'과 '영'을 비유하면 바다와 파도의 관계와 같다고 하셨다.

"바다에서 파도가 일어나려면 물이 있어야 하고, 그 물을 밀어주는 추진력이 있어야 하며, 그 밀려오는 물을 막는 저항이 있어야 합니다. 물과 추진력과 저항은 파도를 구성하는 기본요소 입니다. 이 기본요소가 '◯'입니다. 그런데 물과 추진력과 저항을 가지고 파도를 만들어도 만들어지는 파도가 다 똑같지는 않습니다. 파도마다 모습이 모두 다릅니다. 결국 영질이 비슷한 영을 만들 수는 있어도 똑같은 영을 만들 수는 없습니다. 이로 인해 삼라만상이 각자마다 고유한 영을 지닐 수 있는 다양성을 갖게 되는 것입니다."

스승님께서 영체복제를 완성하지 못하고 ○계의 모좌에 드셨으나, 그 시도는 현생인류를 제3인류로 대도약하게 하기 위한 세상에 대한 위대한 사랑이셨다.

나는 스승님의 이 원대한 꿈을 이어갈 것을 결심했다. 그것이 그간 연구해 실증해 보이고 있는 '본영조정과 모좌조정'이다. 이는 어떤 사람의 생명장 조정을 위해 그 사람의 본영을 제도하던 중 문득 떠오르는 생각이 단초가 되었는데, 그것은 바로 '영 조종'에 관한 것이었다.

10여 년 전 어느 날, 스승님께서 내 공부를 점검하는 사무처리에서 "지금부터 무견은 필요한 영을 소환하여 스스로 보조하고 조종할 수 있게 됩니다."라는 지도를 주셨다. 사무처리란 진행을 주도하기 위하여 영적으로 매듭짓고 보조하는 지도법을 말한다. 당시 나는 그 내용이 잘 이해가 되지 않아서 스승님께 여쭈었다.

"어떤 영을 어떻게 소환하고 무엇을 위해 조종해야 합니까?"

"영을 소환하여 보조하는 것은 무견의 수도 중에 무견 자신의 영적으로 부족한 부분을 보조하는 것인데, 과거에 실존했던 인물들 중에서 무견에게 필요한 영을 소환하여 그 영으로부터 보조받는 것입니다." 이렇게 말씀하시고는 스스로 공부해 보라고 하셨다.

그러나 나는 이것을 어떻게 받아들여야 할지, 그리고 구체적으로 어떤 영을 어떻게 소환하며, 무엇을 위해 어떻게 조종하고 운영해야 할지 전혀 감을 잡지 못했다. 그렇게 머뭇거리다가 여러 일들이 겹치면서 그만 아까운 기회를 놓쳐버리고 말았다. 사실 이때는 스승님께서 영체에 관한 연구를 시작하기 전의 일이었다.

생각해 보면 뛰어난 영을 보조받는다는 것은 그야말로 엄청난 일이 아닐 수 없다. 물론 이것은 타자의 영에 빙의憑依되는 것과는 근본적으로 다르다. 빙의는 자신이 원치 않음에도 불구하고 자신의 본영이 떠돌이 영에게 점령되어 부려지는 것으로써 빙의되면 자신의 의지대로 살 수 없게 된다. 반면에 '영 초대'는 자신의 의지로 필요한 영을 받아들여서 기운과 힘을 보조받는 것으로 빙의와는 근본적으로 다르다. 또한 영 초대는 앞서 스승님께서 시도하셨던 '영체복제'와도 그 의미가 다르다. 영체복제가 인위적으로 하나의 영을 똑같은 다수로 복제하기 위한 시도였다면, 영 초대는 뛰어난 영을 초대해 그와 유사한 영질이나 기질을 가진 사람에게 영적인 보조를 함으로써 영적 진화를 돕는 방법이다. 예를 들면, 물리학에 특별한 소질을 가지고 있는 아이에게 '아인슈타인의 영'을 보조해 줌으로써 더욱 뛰어난 능력을 발휘해 낼 수 있게 하고, 음악에 소질이 있는 사람에게 '바흐의 영'을 보조함으로써 더욱 뛰어난 음악적 재능을 발휘하게 하는 식이다.

하지만 이는 결코 단순한 일이 아니다. 도덕적, 윤리적인 면을 접어둔다 하더라도 그 사람의 가장 근본이 되는 영을 다루는 것이다. 여기에는 많은 문제점이 있는데, 우선 특정한 영을 온전하게 제도한다는 자체가 쉬운 일이 아니다. 영을 제도하는 것은 본질인 '○'과 그들의 조합인 '영'에 대한 깊은 이해와 깨달음이 없으면 할 수 없다.

문제는 또 있다. 영을 초대하기 위해서는 먼저 '초대되는 영'과 '보조받는 사람의 영'에 대한 정확한 분석이 있어야 한다는 것이다. 그리고 영을 파견하는 데 필요한 조건을 갖추어야 하고, 서로 다른 영격과 영질을 가진 두 영의 만남에서 발생할 수 있는 부작용을 해소할 수 있어야 하며, 온전한 보조를 위해 지속적인 관리와 지도가 계속되어야만 한다.

모든 생명체는 각자마다 고유한 자기인식의 프로그램을 가지고 있다. 그렇기 때문에 자신의 개성이 유지되는 반면 새로운 프로그램에 대해서는 거부반응을 보인다. 수술할 때 이것이 가장 큰 문제다. 영 초대 또한 외부에서 새로운 프로그램을 받아들이는 것과 같은 것이므로 너무 이질적이면 할 수 없다. 그것은 혈액이 서로 다르면 수혈이 안 되는 것과도 같다. 따라서 제일 먼저, 가장 잘 통할 수 있는 영을 택해야 한다. 그리고 거부 반응을 없애거나 최소화할 수 없으면 안 된다.

영 초대에 앞서 초대할 자의 영적 자질과 조건을 그에 맞게 변조해야만 한다. 즉, 새로운 영을 받아들일 수 있도록 그에 맞는 용량과 운영 시스템을 갖추어야 하는 것이다. 본영조정과 모좌조정은 이 거부반응을 조정하기 위한 것이다. 영 초대는 이런 것들이 선행되지 않으면 시도조차 할 수 없다.

우리는 자신의 실체에 대해 바르게 알아야 한다. 자신의 실체에 대한 바른 인식이 선행되지 않는다면 실체가 없는 그림자를 쫓는 것과 같다.

인간은 '육체'와 '유체'와 '영체'의 세 가지 체를 바탕으로 이루어져 있다. 우리의 '영'은 자신의 주체가 되는 '주○'에 '보조○'들과 '조절○'들이 어울려서 조합됨으로써 고유한 '영체'를 이루어 '모좌'에서 운영, 관리된다. 영은 기본 구성체이며 여기에 '혼(넋, 얼)'이 깃들게 됨으로써 '영혼'이 된다. 이 영혼은 물질을 근거로 하는 '백魄'과 어울려서 '혼백'이 되며, 여기에 순수 물질요소가 더해져서 '몸'을 이룬다. 즉, 우주만물의 근원인 '○'들의 조합으로 '영'이 되며, 영은 '영혼'과 '혼백'에 의해 '유체대사계'를 갖게 되어 '명'을 이룬다. 이 명을 바탕으로 하는 물질계는 근원인 ○계와 氣로써 교류, 대사함으로써 '생명'으로 존재하게 된다.

각자는 자신의 명을 운영함으로써 살아간다. 명은 각자의 개체성이 보장됨으로써 존재할 수 있고, 그 개체성은 운영할 바탕이 있어야 한다. 그의 개체적 실체가 '본영'이며, 본영이 존재할 수 있는 영적 바탕이 '모좌'이다.

우리의 삶은 모좌에서 운영, 관리된다. '모좌'란 그 사람의 본영과 몸을 설계하는 영적 바탕으로서 영적인 집과 같다. 따라서 모좌가 온전하지 않으면 본영의 운영은 물론 육체와 그의 삶 전반에 걸쳐서 지대한 영향을 준다.

본영조정

'본영조정'은 그 사람의 왜곡, 변질된 본영의 설계를 바르게 조정하는 것이며, '모좌조정'은 본영의 바탕으로서 그의 몸과 영을 설계하고 운영, 관리하는 모좌를 조정하는 것이다. 하지만 본영조정과 모좌조정은 어디까지나 조정의 차원이다. 필요에 따라 집을 수리, 보수하기 위해 설계를 변경하는 것과 같다. 이는 개축改築의 차원에서 이루어지는 것이지 집 자체를 몽땅 헐어버리고 다시 짓는 것이 아니다. 그것도 한 번에 다 되는 것이 아니라 시차를 두고 점진적으로 해나가야 무리가 따르지 않는다.

'본영조정제도'와 '모좌조정제도'를 하는 궁극적인 이유는 이것을 통해 영적 바탕을 온전하게 함으로써 '진정한 자아'를 깨닫고, 이 세상에서의 삶을 바르고 온전하게 하려는 것이다. 삶이란 본영의 설계를 풀어내는 것이며, 이것이 끝나면 이 세상에서의 삶도 마무리되는 것이다.

다음의 '본영조정제도'와 '모좌조정제도'는 내가 개인에게 해준 제도 가운데 몇 가지 예이다.

본영조정은 그 사람의 영적 정보를 조정하는 것이다. 우리 몸에서 영적 정보를 관리하는 곳이 머리의 두뇌이다. 그렇기 때문에 주로 그 사람의 얼이 깃든 얼굴의 모습으로 제도된다.

다음은 본영조정제도의 몇 가지 유형이다.

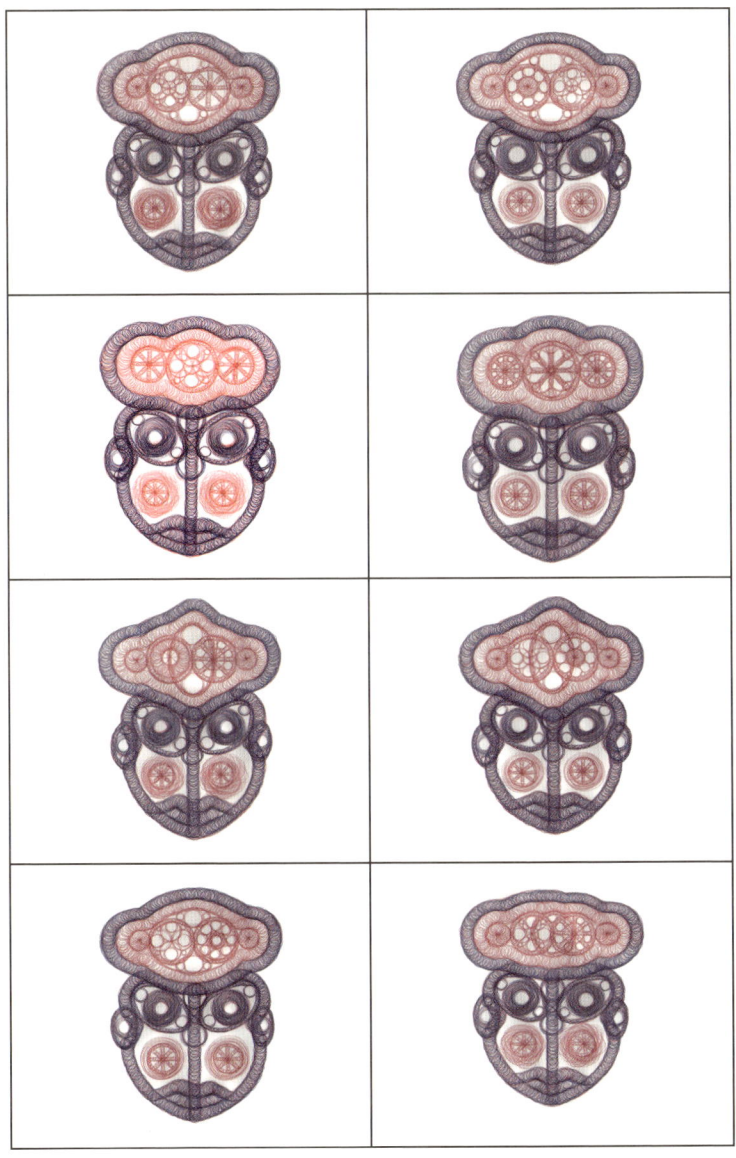

모좌조정

모좌제도는 '움'을 바탕으로 한다. '○'은 무형의 영적인 세계를 의미하고, '□'은 유형의 형상을 이루는 바탕을 뜻하며, '十'은 이들이 서로 어울려서 작용하고 있는 모습이다. 이 셋이 어울려서 그 사람의 모좌를 이룬다. 따라서 모좌조정은 '움'을 바탕으로 제도한다.

나는 내 주위에 있는 사람들 중에서 원하는 사람들에게 모좌조정제도와 본영조정제도를 해주었는데, 그 중의 한 사람이 모좌조정제도를 운영한 후 자신에게 나타나고 있는 현상에 대해 다음과 같이 말해주었다.

"모좌조정제도를 받았을 때 저는 제 사명이 깨어나 우주의 진리에 좀 더 다가가기를 바랐습니다. 사람들에게 도움을 줄 수 있기를 바라며 진리를 추구해왔지만 항상 허공에 부유하며 공부의 기초를 닦아나가지 못하고 있다고 생각해 왔었습니다. 그러던 중에 무견 선생님께 모좌조정제도를 받고 처음으로 氣대사를 했을 때, 저를 감싸고 있는 '기장氣場'이 충만해지고 팽팽해지는 것을 느꼈습니다. 제 손이 몸氣의 흐름에 대해 알려주듯 하나하나 짚어주었고, 맥이 되는 곳에서는 오랫동안 손이 머물렀습니다. 그리고 무엇보다 가장 큰 변화는 구체화된 메시지가 아주 강하게 느껴진다는 것입니다. 무엇을 해야겠다는 생각이 구체화되고 그것을 추진해가는 힘도 강해졌습니다.

어느 날은 몹시 피곤하여 깊은 잠에 빠져들려는 순간 '잠들더라도 㕳(부조화와 탈을 일으키는 근원적 요인으로 '잡영'이라고 읽음)에

점령당하지 않아야 한다.'라는 내면의 소리가 들렸습니다. 이 또한 처음 경험하는 것이었습니다. 잠들어가고 있는 순간에도 깨어있는 의식이 있었고, 또 그것을 경험하고 놀라워하는 의식이 있었던 것입니다.

또, 어느 날은 이런저런 일로 마음이 매우 힘들고 지쳐 있을 때였습니다. 마음에 힘이 될 만한 영화가 있어 보러 갔습니다. 슬픈 영화도 아니었는데 영화 속 어떤 대사를 듣는 순간 눈물이 멈추지 않았습니다. 그 대사가 나의 근원에서 주는 메시지로 인식되었고, 이에 마음속에서는 끝 모를 감사함에 많은 눈물을 흘렸습니다.

그 일을 계기로 내면의 소리에 귀를 기울여야겠다는 생각이 들어서 '좌통수련'을 해야겠다는 생각을 하게 되었습니다. 그래서 무견 선생님께 말씀드렸더니 다음과 같이 조건을 주시면서 수련을 허락해주셨습니다.

'48시간 동안 통 속에서 옷을 입지 말고,
먹지 말고, 문 열지 마십시오.
이 수련 후에 모좌제도를 하게 됩니다.'

48시간의 통 수련을 마친 후, 몸이 너무나 맑아지고 밤을 새도 피곤하지 않을 만큼 기운이 좋아졌습니다. 특히, 머리가 맑아지고 새로운 아이디어가 많이 떠오르게 되었습니다. 통 수련 후 며칠 뒤에 우주의 절대진리와 진정으로 통하고 싶다는 마음이 강하게 일어났습니다. 나는 100일 정진을 해야겠다고 결심했습니다. 100일 정진 수련을 시작한 지 15일째 되던 날이 어버이날이었습니다. 이날은 서둘러 집에 들어가 가족들과 식사를 하고 일찍 잠자리에 들었습니다. 음악을 들으며 잠이 들려고 하는 순간, '지금 일어나서 공부를 해야 한다.'는 내면의 소리가 강하게 들렸습니다. 얼른 일어나 '생명장 센터'로 가서 회로공부를 했는데, 이날부터 모좌제도가 시작되었습니다. 그리고 1년 후에 완성되었습니다."

이 사례에서 보듯 본영조정과 모좌조정은 영적으로 지도되는 참으로 대단한 것이다. 본영조정과 모좌조정은 그 사람의 영적 바탕을 바르게 조정해 주고 향상시켜주는 것이다. 내면세계의 왜곡된 정보를 바로잡고 필요한 정보를 보완해줌으로써 부조화와 불균형을 바로잡아 영적 진화를 도모할 수 있게 하는 것이다.

나는 이것이 어디까지 가능할지 아직 모른다. 하지만 대단히 의미 있는 일이라고 생각한다. 어쩌면 내가 이생에서 해야 할 아주 중대한 일 중의 하나일지 모른다고 생각한다.

다음은 모좌조정제도의 몇 가지 유형이다.

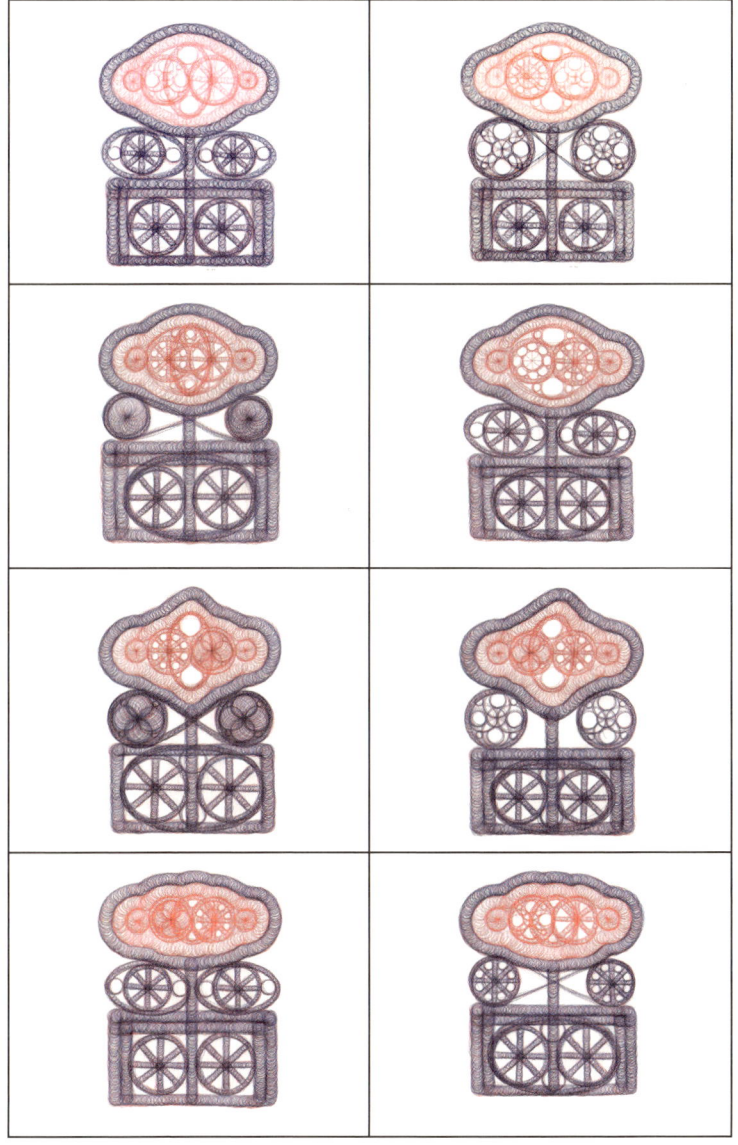

제4부 다시 세상 속으로

기본 조정 제도

조정제도는
불균형과 부조화로
일그러진 생명장을
조정하기 위한 것으로
목적에 따라서
필요한 정보와 기운을
제도화한 것이다.

4

기본 조정 제도

생명장을 조정하는 제도는 누구나 할 수 없다. 부조화의 원인을 제대로 파악하지 못하고, 氣의 조합을 정확하게 제도하지 못하면 오히려 탈이 될 수도 있기 때문이다. 그래서 나는 이런 문제를 해결하기 위해 오랜 연구 끝에 누구나 쓸 수 있는 '기본조정제도'를 완성했다.

여기에서 소개하는 '108 기본조정제도'는 생명장 조정의 목적에 따라서 제도한 것이다.

이 제도들 중에서 어느 제도를 선택하고 무엇을 보조해야 하며, 사용 기간과 사용 후의 처리 등을 어떻게 해야 하는가는 중요한 문제인데, 구체적인 방법은 지도자의 안내에 따르는 것이 좋다.

108 생명장 조정 제도

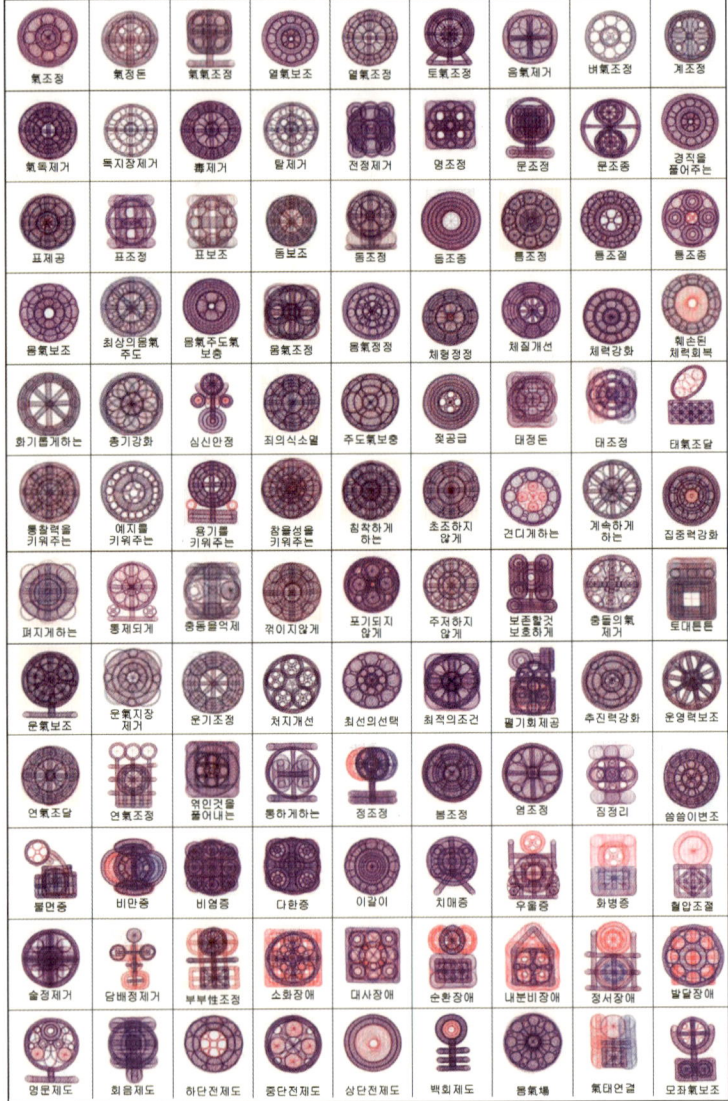

제도 사용법은 제도자가 필요한 제도를 지정해 합당한 명命을 부여해주면, 조정자는 그 제도와 氣대사를 통하여 필요한 氣를 보조하고 조정한다. 그렇게 함으로써 건강하고 온전한 상태가 되게 한다.

인체 기맥 제도

인체 기맥 제도는
생명장 이론의 관점에서
각각의 기맥을 회로로 제도했다.
이 제도를 가지고
氣대사를 함으로써
자신에게 필요한 기운을 조달하고,
부조화의 기운을 조정할 수 있다.

인체 기맥 제도

동양사상, 특히 한의학에서 사람의 몸은 정精·기氣·신神이 주가 되는데, 신은 氣에서 생기며, 氣는 정에서 생긴다고 본다. 뇌腦는 상단전 上丹田이 되며, 심心은 중단전中丹田이 되고, 배꼽 세 치 아래 부위를 하단전下丹田이라고 본다. 하단전은 정精을 갈무리하며, 중단전은 氣를 운영하며, 상단전은 신神을 관리하는 것으로 본다.

인도 요가에서는 회음부위에서 남성 에너지와 여성 에너지가 결합해 점차 위로 상승하게 되는데, 하복부(하단전), 배꼽(신관), 가슴(중단전), 천돌, 미간(상단전), 백회의 일곱 차크라를 통해 생명력이 활성화됨으로써 온전한 깨달음을 얻을 수 있다고 본다.

일곱 차크라는 회음에서 시작해 단중, 인당을 지나 백회로 상승하는데 각각 다음과 같다.
① 골반의 회음에서 성 에너지를 관장하는 '물라다라 차크라'
② 하복부의 단전에서 건강을 관장하는 '스바디스타나 차크라'

③ 상복부에서 힘의 완성을 이루게 하는 '마니프라차 차크라'
④ 심장이 있는 단중에서 감각조절을 관장하는 '바나하타 차크라'
⑤ 목의 천돌에 위치하면서 창조성을 관장하는 '비슈나 차크라'
⑥ 미간의 인당에 위치하면서 통찰력을 관장하는 '아즈나 차크라'
⑦ 백회에 위치하면서 해탈에 도달하게 하는 '사하스라라 차크라'

'차크라'는 바퀴를 뜻한다. 바퀴의 중심에는 소용돌이 운동이 일어나며, 이 운동은 '나디'라고 하는 회로를 따라 운행된다. 즉, 생명의 기운인 '프라나 Prana'가 동양의학에서의 경락에 해당하는 '나디'를 따라 흐르면서 '차크라'를 중심으로 운행된다는 것이다.

나는 이에 대해서 생명장 이론의 관점에서 각각의 기맥을 회로로 제도했다. 이 제도를 가지고 직접 氣대사를 함으로써 자신에게 필요한 기운을 조달하고, 부조화한 기운을 조정할 수 있도록 했다.

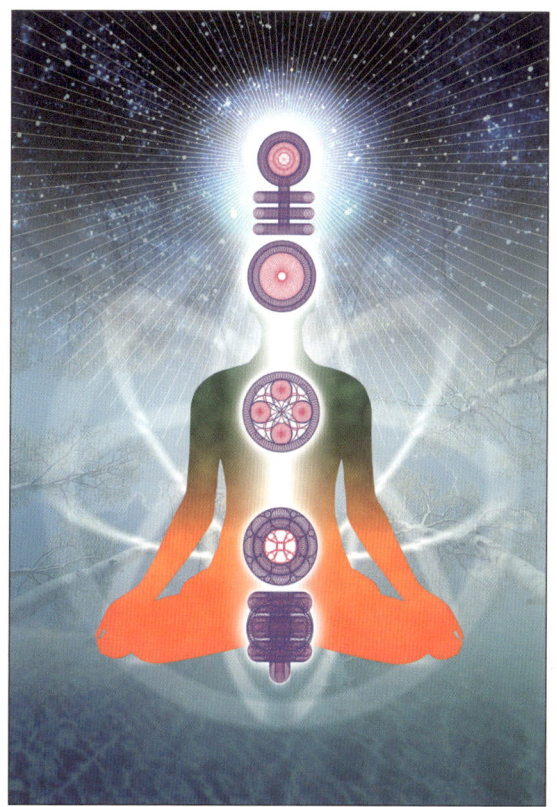

인체의 주요 기맥 제도

위의 그림은 내가 파악하여 제도한 인체의 주요 기맥 제도이다.

모든 생명체는 외부세계로부터 정보와 에너지를 동반한 유·무형의 氣를 받아들여서 '몸'과 '영'을 운영한다. 우리의 몸을 드나들며 흐르고 맺히며 돌리고 머물며 운행하는 氣는 기문氣門과 기도氣道와 기맥氣脈과 기장氣場을 형성해 길을 따라 흐르기도 하고, 파동을 통해 이동하고 전달되기도 한다.

기문이란 氣가 입출入出하는 곳을 말하며, 기도는 인체 내부 또는 외부에서 흐르는 氣의 통로이며, 기맥이란 氣가 모여 맥을 이루어서 氣의 운행을 통제, 관리하는 곳이라고 할 수 있다. 기장이란 모든 생명체가 외부세계에 대응해 자신을 보호, 관리하기 위해 형성하는 氣의 장 즉, 에너지 장energy field을 뜻한다.

기맥 제도는 인체에서 가장 근간이 되는 여섯 기맥과 전체를 싸고 있는 하나의 기장을 회로제도한 것이다. 기맥 제도의 상하에는 지기地氣와 통하는 통로인 회음會陰기맥, 천기天氣와 영기靈氣의 통로인 백회百會기맥이 각각 자리하고 있다. 하단전下丹田기맥은 하복부에 위치해 氣를 모으고 저장하며, 중단전中丹田기맥은 가슴의 검상돌기 부위에 위치해 상하와 좌우를 돌려준다. 상단전上丹田기맥은 미간에 위치하면서 氣의 분합과 운행의 도리를 결정하는 곳이며, 명문命門기맥은 하단전의 뒤쪽에 자리해 생명에너지를 배합하고 밀어올린다. 그리고 전체를 운영하는 기장은 전체를 감싸면서 팔방으로 운영한다.

앞의 그림은 신체의 각 기맥에 해당되는 제도를 배치한 것이다. 각각의 제도는 필요할 때 별도로 쓸 수 있다. 각각의 제도를 통해 氣를 조달하거나 조정할 수 있다. 명문 기맥 제도와 기장 제도는 여기에 나타나 있지 않다.

생명장生命場, 그 오묘한 세계

존재하는 모든 것은 경계가 있으며,
그 경계가 잘 유지될 때 건강하다.
경계를 함부로 침범하거나
무너뜨리면
서로의 평화가 깨어진다.
스스로 그 경계를 지킬 수 없으면
스스로 존재할 수 없다.

6

생명장生命場, 그 오묘한 세계

스승님께서 창시한 '한울사상'은 크게 두 축이 있는데, '유○론적 각성법'과 '생명장 이론'이 그것이다.

'유○론적 각성법'은 우주궁극의 실체를 '○'으로 보며, 우주만물이 모두 '○'으로부터 비롯되었다고 보는 우주관으로, 모든 자에게 우주 본질이며 실체인 ○이 내재되어 있으므로 ○과 깊이 통함으로써 우주의 근본도리를 스스로 각성해가는 사상이다.

'생명장 이론'은 우주적인 깊은 통찰력을 바탕으로 모든 사물과 사상을 통합적이면서도 분석적인 관점으로 꿰뚫어 실행하는 절대자(절대적인 잣대)이며, 조종자(조종할 수 있는 자)라고 할 수 있다.

여기에서 말하는 '생명장Life field'이란 생명활동을 보장하는 기장氣場을 의미하는 것으로, 지금까지의 의학이 질병의 원인과 결과를 생명체 내에서만 찾으려는 기존의 사고와는 전혀 차원이 다르다. '생명장 이론'은 기술이나 기능이 아닌 깊고도 오묘한 사상이며 학문이다.

'유○론적 각성법'이 우주의 근본도리라면 '생명장 이론'은 실행법이라 할 수 있다.

'유○론적 각성법'이 '말'이고 '뜻'이라면 '생명장 이론'은 '씀'이며 '함'이라 할 수 있다.

이 둘이 어울려서 말을 쓰는 '말씀'이 되고, 뜻한 바를 행하는 '뜻함'이 된다.

생명장

어떤 생명체든 끊임없이 외부의 영향을 받으며 살아간다. 지진으로 한꺼번에 수십만 명이 사망했을 때 그들 중에는 자신이 어떤 이유로 죽게 되었는지도 모르고 희생된 사람도 많을 것이다. 그것은 그가 지진권 내의 장場 속에 있었기 때문이다. 그가 선하든 악하든, 해야 할 일이 남았건 다했건 그런 것은 의미가 없다.

모세는 이집트로부터 유대인을 구하기 위해 홍해를 가르고 백성을 구해냈다. 그런데 그들의 뒤를 쫓던 이집트의 수많은 병사들은 모두 수장되고 말았다. 그렇다면 유대인은 모두 착한 사람들이고 이집트인은 모두 악한 사람들인가. 아니다. 전체의 장이 그렇게 움직인 것이다.

이렇듯 장이란 주로 개체보다 전체에 우선적으로 작용하지만, '개체의 장'과 '전체의 장'은 상호 불가분의 관계를 가지고 있어서 개체가 전체에 영향을 주기도 하고, 전체가 개체에 영향을 미치기도 한다. 이러한 장은 개인으로부터 가정, 사회, 국가, 인류, 지구, 태양계, 은하계, 우주의 거시세계로 확대될 수도 있고, 반대로 자신의 몸으로부터 기관, 조직, 세포, 분자, 원자, 소립자 등의 미시세계로 농축되어질 수도 있다. 중요한 것은 세상의 어느 누구도 이러한 장에 속하지 않고 독립된 개체로 존재 할 수 없다는 사실이다.

우리는 지구라는 장 속에 살고 있는데, 만약에 태양계 또는 은하계에 예기치 못한 큰 변화가 발생한다면 우리가 살고 있는 지구도 온전한 상태를 유지할 수 없게 될 것이다.

존재하는 모든 것은 경계가 있는데, 경계의 안쪽을 '나'라고 하며, 경계의 밖을 '남'이라고 한다. 이 경계에 의해 각각의 고유한 상像을 지니고 존재하게 된다. 상을 지니고 있다는 것은 유한하다는 것이며, 이 유한성을 극복하기 위해 외부세계의 대상들과 관계를 맺고 서로 교류하면서 살아간다. 즉, 자신의 경계를 확대해 외부세계에 영향을 주기도 하고, 외부 자극에 의해 수축하기도 하면서 서로 교류한다.

우리는 완벽하게 독립되어 존재할 수 없다. 끊임없이 외부세계와 영향을 주고받으면서 존재한다. 작게는 가족, 친구로부터 크게는 사회, 국가, 인류, 지구, 은하계, 우주 전체에 이르기까지 모두가 서로에게 영향을 미친다.

생명장 조정

생명체는 주로 몸氣, 지氣, 영氣의 세 氣작용에 의해서 구성되고 운영된다. 이 세 기운이 혼합, 중첩, 간섭하면서 이루어내는 일정한 형태의 기장氣場을 '생명장'이라고 한다. 따라서 모든 생명체는 생명장에 의해 그 생명활동이 보장된다.

'생명장 조정'이란 생명체에 형성된 기장을 점검해 부조화를 일으키는 근본 원인을 찾아내고 이를 제거, 조정해 본래의 조화로운 상태로 되돌려놓는 것이다. 즉, 생명장에 지장을 주는 주된 요인을 올바른 방법으로 조정하고 필요한 氣를 보충해 부조화 상태의 생명장을 원래의 조화로운 상태로 환원시키는 것이다. 우리는 이 생명장의 원리를 모든 사물과 사상에 적용할 수 있다.

생명장 조정의 범위는 매우 광범위하다. 작게는 개인의 질병이나 일상의 크고 작은 어려움을 조정하는 것에서부터 크게는 스승님께서 하셨던 세상제도에 이르기까지 전반적으로 적용할 수 있다.

생명장의 확대된 운영 사례는 '氣운영과 세상제도'에서 언급했다. 이제 다음의 몇 가지 사례들을 통하여 생명장 조정이 어떻게 실생활에 적용되는지를 살펴보자.

지묘 氣조정

1995년 가을, 부산에 사는 도반 김태○님이 부친상을 당해 영혼제도와 지묘地墓조정에 대해 스승님께 청을 드렸다. 당시 스승님께서는 오직 '세상제도'에만 뜻을 두고 운영해오셨으나 평소 김태○님의 호방한 성품과 열정을 아끼시던 터라 기꺼이 청을 받아주시고, 내게 영혼제도와 지묘조정의 방법을 가르쳐주시며 모든 것을 주관하게 하셨다.

내가 장지葬地인 부여에 도착했을 때는 오전 11시경이었다. 잔뜩 흐리고 비가 오기 시작해서 지묘조정은 물론 장례를 치르는 데 어려움이 많을 것 같았다. 나는 일단 氣를 운영해 비를 멈추기로 마음을 정하고 氣운영에 들어갔다. 예전에 스승님께서 하셨듯이 마음을 가다듬고 동작으로 氣를 운영하자 이내 비가 멈추고 하늘이 맑게 개었다. 모든 처리를 마치고 돌아올 때는 오히려 햇볕이 따가울 정도였다.

영혼제도와 지묘조정을 마친 다음날, 김태◯님은 상기된 목소리로 전화를 걸어왔다.

"무견 선생님! 저의 큰형님이 지금 미국에 계시는데 부득이한 사정으로 아버님의 장례에 참석하지 못했습니다. 그리고 형님은 제가 스승님께 청해 아버지의 영혼제도와 지묘조정을 한 사실을 전혀 모르고 있었거든요."

"예."

"그런데 형님이 방금 미국에서 전화를 걸어왔습니다. 지난밤 꿈에 돌아가신 아버지가 환한 얼굴을 하고 나타나셔서 "나는 지금 아주 좋은 곳으로 가니 아무 걱정하지 마라."라고 하셨답니다."

이 지묘조정은 1년쯤 뒤 더욱 극적인 상황을 맞았다. 산불이 크게 나서 불길이 온 산을 태우고 그 묘역 부근까지도 모두 시커멓게 타들어갔는데 신기하게도 오직 그 묘만이 정사각형 모양으로 타지 않았다는 것이다.

사람들이 그 묘를 보고 모두들 "저 묘가 진짜 명당인 모양이다."라고 했다고 한다.

집터 조종

1996년, 나는 서울 서초구 우면동으로 이사를 했다. 세간을 정리한 후 스승님을 모시고 여러 도반들을 초청해 집들이를 했다. 집안을 둘러보신 스승님께서는 "기운이 참 좋습니다."라고 하시면서 나에게 집의 도면을 그려보라고 하셨다.

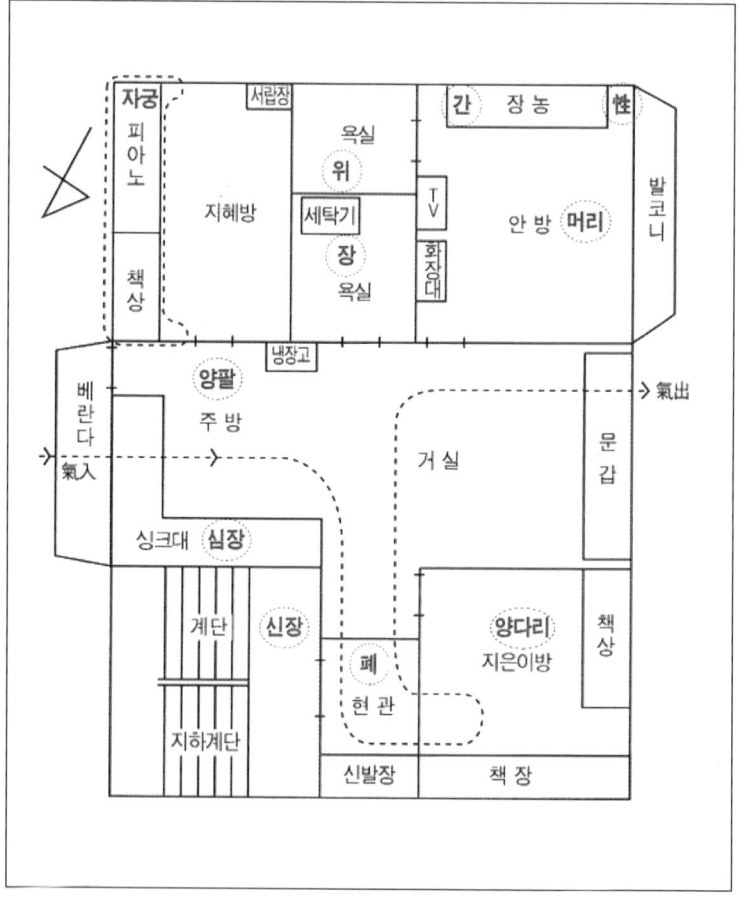

무견의 우면동 집 도면

도면을 보신 스승님께서는 "집터에도 인체와 같이 오장육부가 있고 경락이 흐릅니다."라고 하시며 도면 위에다가 머리, 팔 다리 등의 인체의 각 중요 부위에 해당되는 곳을 표하시고는 이어 간장, 심장, 위장, 폐장, 신장 등 오장육부에 해당되는 곳을 다시 표시해주셨다. 그리고 그 위에 氣의 흐름을 표해주시며 "몸에 부담이나 지장이 있을 때는 해당되는 곳을 잘 정리하고, 필요할 경우 氣를 운영하면 됩니다."라고 일러주셨다.

스승님께서는 "모든 것을 탈 것으로 쓰라."라고 하셨는데, 나의 집들이에서도 이것을 표로 보여주셨다.

같은 공간이라도 기운이 맞는 곳과 맞지 않는 곳이 있으므로 집터와 잠터의 기운을 잘 조정해야 한다. 집터의 기운을 잘 정돈하면 쓸데없는 지장을 받지 않을 뿐 아니라 좋은 기운을 조달받을 수 있다.

현재는 이 집에 살고 있지 않지만 지기를 이해하는 좋은 공부터였다.

영혼제도와 영氣제도

몸을 집이라고 한다면, 영혼은 그 집의 주인이다. 주인이 온전하지 못하면 그 집이 무슨 의미가 있으며, 정신적으로 온전한 상태가 아니라면 아무리 잘생기고 건강한들 무슨 소용이 있겠는가. 영혼이 병들면 정신과 몸이 상하게 되며, 하는 일이 순탄치 않게 되고, 서로의 관계도 부조화가 생긴다. 그러한 부조화를 일으키는 주된 요인은 대부분 '㊈(잡영)'과 '조상영' 또는 '령'에 의해 빙의憑依되는 경우다.

㉠은 氣적 부조화를 일으키는 근본요소로서 우리의 감각이나 의식으로는 알 수 없다.

조상영에 의한 것은 조상 중에서 모좌에 들지 못하고 떠도는 영(유혼)에 의해 영향을 받는 것이고, 령에 빙의 되는 것은 타자의 영(동물영 또는 사람영)이 들어와 자신의 본영을 점령해서 저들의 뜻대로 조종되는 것을 말한다. 세상에서 일어나는 대부분의 부조화는 이러한 원인에서 비롯된다 해도 과언이 아니다.

영혼제도는 돌아가신 분의 영적 상태를 정확히 파악하여 조건에 맞게 영적 정보를 제도濟度해서 영계로 인도하는 것이다. 특히 자살한 경우와 타살, 추락사, 교통사고사 등 영계로 안내할 안내자가 없는 상태에서 갑작스럽게 죽음을 당한 경우는 거의 대부분 영혼제도를 필요로 한다.

또한 모좌에 들지 못하는 요인으로는 이 세상에 있을 때, 자신의 영혼을 맑고 순수하게 닦지 못하고 오히려 탁하게 했거나, 원한이 맺혀 응어리를 가지고 사망한 영혼, 또는 세상에 있을 때 강한 집착을 가지고 있었거나, 후손이 돌아가신 분에 대해 강한 애착을 가지고 그리워하는 경우 등이 있다.

뿌리 없는 나무가 없듯 부모 없는 자식이 없다. 살아계실 때는 효도를 다하고, 돌아가신 후에는 영혼제도를 해드리는 것이 가장 큰 효도이다. 사망한 영혼이 어떤 상태에 있는가 하는 것은 기형氣形점검을 통해 확인할 수 있으며, 이것을 바탕으로 영을 제도하게 된다. 영의 점검은 여러 형태가 있을 수 있지만 다음의 예가 기본이 된다.

이제, 영혼제도와 영氣제도의 몇 가지 사례를 살펴보기로 하자.

영혼제도 사례 1

최미○씨는 평소 꿈을 잘 꾸는 편이 아닌데, 며칠 동안 계속 돌아가신 어머니가 꿈에 나타나서 "내 자리 찾아줘. 내 자리 찾아줘."라고 하셨다고 했다. 하루는 돌아가신 어머니가 또 꿈에 나타나서 "내 자리 찾아줘."라고 하시기에 최미○씨가 돗자리를 깔아드리면서 "여기 앉으세요. 어머니." 하니까 어머니는 머리를 좌우로 흔들면서 "그런 자리 말고 내가 영원히 있을 자리 찾아줘!"라면서 최미○씨의 이름을 애절하게 불렀다고 했다.

의뢰인의 아버지는 식도암으로 일찍 돌아가셨고, 어머니는 아들의 갑작스러운 죽음 때문에 애통해하다가 장례식 후 실어증에 걸려 괴로워하던 중 고층 아파트에서 투신자살하였다고 했다. 최미○씨는 자살한 어머니가 자주 나타나는 심상치 않은 꿈 때문에 고민하다가 매제인 우리 도반을 통해 영혼제도를 의뢰했다.

점검 결과, 최미○씨의 어머니는 한을 갖고 자살했기 때문에 그 한을 소멸할 대체물이 필요했다. 나는 우유로 빚은 술을 영혼제도의 태로 삼았다. 그리고 최미○씨가 참석한 가운데 영혼제도를 했다. 영혼제도를 마치고 나서 최미○씨와 차를 나누는데, 다음과 같은 이야기를 하였다.

"무견 선생님께서 영혼제도를 하고 계시는 중에 저는 어머니와 대화를 나누었습니다. 그것은 텔레파시 같은 느낌이었는데, 어머니께서 "고맙다. 고맙다. 이제 내 자리 찾아간다. 앞으로 모두 잘 될 것이다."라고 하시더군요."

최미○씨는 내게 감사하며 돌아갔다. 그 후, 다시는 어머니의 꿈을 꾸지 않게 되었으며, 건강도 좋아지고 가정의 어려운 문제도 서서히 풀려나간다는 전화를 받았다.

영혼제도 사례 2

사망 후에 영혼이 머물게 되는 곳도, 영혼을 제도하는 방법도 각기 다르다. 어떤 영은 지장을 처리하고 합당한 조건을 정한 후 모좌를 지정해서 제도하는 경우도 있고, 어떤 영은 이미 이 세상으로 환생해 있거나 영계에 안착되어 있어 별도로 제도할 필요가 없는 경우도 있다.

죽어서 영혼이 가는 곳은 크게 네 곳으로 나누어지는데 우주○계, 인간○계, 인간세상, 사람세상이 그것이다. 가장 고급 영은 우주○계로 안내되고, 그다음은 인간○계로 인도된다. 그러나 사망한 영혼이 ○계에 이를 정도의 영적 수준이 되지 않으면 이 세상으로 다시 환생하도록 한다. 이 세상은 인간세상과 사람세상으로 나뉘는데, 인간세상은 비교적 살아가기 좋은 환경에 속한다. 대부분의 영들은 사람세상으로 오는데, 사람세상은 모든 조건이 열악하다. 지금까지 수많은 영을 점검하고 제도했으나 우주○계에 제도되는 영은 거의 없었다. 대부분 인간○계나 이 세상으로 환생하도록 제도되었다.

그 중에 특별한 경우가 있었다. 2005년 6월 어느 날, 영혼제도 의뢰가 들어와서 점검을 했는데 점검한 결과, 그 영은 현재 지옥에 갇혀 있는 상태여서 바로 제도를 할 수 없었다. 우선 지옥에서 불러내어 본영을 제도한 후 지장되는 기운들을 제거하고 처리한 다음 반드시 지켜야 할 계를 주어서 사람세상으로 모좌를 정해 환생케 해야 했다.

　영은 세상에 있을 때 그의 삶의 결과에 따라 죽어서 가는 길이 정해진다. 영적으로 크게 타락하고 추락하면 매우 저급한 영으로 환생되고, 죽을 준비가 되지 않은 상황에서 갑자기 사망하면 안내영의 안내를 받지 못해 유계幽界에 떠돌게 된다. 살아 있을 때 도저히 용서할 수 없는 큰 죄를 저지르면 영적으로 감옥에 갇히기도 하는데, 가장 무거운 벌은 지옥에 갇히는 것이다. 지옥에 갇히면 스스로는 도저히 헤어나올 수 없다.

　이를 말해주는 불교의 한 설화가 있다. 목련존자가 득도하고 보니 자신의 어머니가 지옥에 갇혀 있는 것을 알게 되었다. 목련존자는 지옥에 갇혀 있는 어머니를 구하려고 지옥으로 들어간다. 온갖 고초를 겪고 나서야 어머니의 영을 지옥에서 만났으나 자신이 구해낼 수는 없었다. 그래서 부처님께 도움을 청하는 장면이 나온다.

　이렇듯 영을 제도하는 것은 결코 쉬운 일이 아니다. 특히 사망한 영을 제도하는 것은 더욱 간단한 문제가 아니다. 영을 온전히 제도하려면 우주도리에 대한 깊은 이해와 깨달음이 있어야 한다. 또한 제도력이 '○계'와 '유계'와 '세상'의 삼계三界에 통해야 한다. 기도하는 것은 누구나 할 수 있지만 영을 제도하는 것은 깊은 깨달음과 ○적 제도력이 있어야만 가능한 것이다.

　이 사례는 의뢰자의 이런저런 사유로 결국 제도하지 못했는데, 그것은 지옥에서 구해내는 것이 어렵다는 것을 보여주는 사례였다.

　우리가 이 세상에 온 것은 영적으로 진화를 하기 위해서이다. 자신이 전생에 어떤 죄를 지었건 그 죄의 응어리를 완전히 태워버릴 수만 있다면 더 이상 그것의 영향을 받지 않게 된다. 그러나 대부분의 사람들은 영적으로 정화되거나 진화되기보다는 무지와 탐욕을 버리지 못해 오히려 더 추락한다. 우리는 살아 있는 동안 자신의 영을 정화하고 진화하는 법을 알아야 한다. 영의 정화는 무리한 탐욕을 버리고, 성을 절제하고 바르게 다스리며, 스스로를 비우고 낮추며, 베풀고 사랑함으로써 맑고 순수해진다. 영적으로 크게 추락해서 지옥에 간히면 도저히 빠져나올 수 없으며, 누군가 구해주는 것도 쉽지 않다.

우리는 늘 각성의 상태로 자신을 되돌아보아야 한다. 사랑하고 베풀며 우주도리를 깨닫고자 하는지, 아니면 탐욕과 투쟁으로 악을 행하고 있지 않은지를 알아차려야 한다. 깨어있지 못하면 자신이 무엇을 하고 있는지 모르고 계속 악행을 저지르게 된다. 그 죄는 자신의 영혼에 고스란히 기록되어 언제가 되었든 그 몫만큼의 죄과를 모두 치르게 된다.

영氣제도 사례 1

다음은 충남 조치원에 있는 한 선원의 예이다. 그 선원의 원주스님이 불면 날아갈 듯 기력이 쇠진한 모습으로 나를 찾아왔다. 평소 그와 친분이 있는 한 지인의 소개를 받고 온 것이었다.

스님의 이야기를 들어보니 자신이 있는 선원은 천년된 고찰이었는데, 1995년 초 화재로 전소되어 그해 11월 당시의 주지스님이 중수를 시작했다고 한다. 중수하는 김에 법당터를 좀 더 넓히려고 대공사를 했다고 한다. 뒷산을 두 길 정도 깎아내고 그 흙으로 양 쪽 둑과 산봉우리를 돋우었다고 했다. 그리고 본당 앞에 있는 무덤 두 기墓를 파내었다고 한다. 산신각도 허물고, 부도浮屠도 옮기고 나무도 많이 베어냈다고 했다.

 그런데 문제는 이 공사를 시작하고부터 신도들 사이에 불화가 일어나고 민원이 끊이질 않고 있으며, 급기야는 불사를 주관하던 주지스님마저 간암으로 돌아가셨다고 했다. 주지스님이 갑자기 돌아가시는 바람에 상속문제가 정리되지 않아서 주지스님의 속가 친척들과 상속문제로 심각한 상태라고 했다.

 원주스님 또한 공사를 시작하면서부터 계속 악몽에 시달리고 있다고 했다. 꿈에 머리를 산발한 남자가 나타나서 "왜 내 집을 헐었느냐. 내 집 내놔라."라고 하면서 양손으로 목을 조르더라는 것이었다. 한두 번도 아니고 계속 같은 꿈을 반복해서 꾸었다고 했다. 그리고 또 다른 꿈에서 형상은 사람인데 뿔이 돋고 온몸에 비늘을 덮은 자가 나타나서 "나는 이곳의 산신령인데 왜 내 집을 없앴느냐. 그냥 두지 않겠다. 주지는 이미 내가 저세상으로 데려 갔는데, 이제 너도 데리고 가야겠다."라고 하면서 양손과 양발을 묶어놓고 목을 조르니 놀라서 깨어나기가 한두 번이 아니라고 했다. 산신을 달래는 제사를 여러 차례 지내오고 있으나 악몽은 계속되고, 여러 문제는 해결될 기미가 보이지 않아서 찾아왔다고 했다.

 문제를 점검해 보니 예상한 대로 문제를 일으키는 토㋛(토잡영이라고 읽음)들이 있었다. 처리하려면 토㋛들을 소환해서 가두고, 원주스님의 운기運氣를 조정해주어야 했다.

나는 그 선원에 직접 가서 터의 지기를 소독하고, 무덤이 있던 자리와 산신각이 있던 자리에 기옥氣獄을 설치해 토㉠들을 가두었다. 기옥이란 잡스런 영체나 나쁜 기운을 가두기 위하여 특별히 제작한 비품을 말한다. 그렇게 조치하고 나서 원주스님에게는 별도로 조정제도를 해주었다.

그 후 얼마 지나지 않아, 원주스님에게서 전화가 왔다. 이전과는 다르게 목소리에 힘이 들어 있었다. 원주스님은 처리 후 악몽이 말끔히 사라졌으며, 자신의 건강도 호전되어갈 뿐만 아니라, 실타래처럼 꼬여 있던 사찰의 여러 문제들도 서서히 풀려가고 있다고 기뻐했다.

영氣제도 사례 2

누군가 '동물의 영 제도'에 대해 물었다.

동물에 대한 영 제도는 마침 나도 궁금하던 차라 점검해 보니 다음과 같이 점검되었다.

동물의 영

식물의 영

모두 천도가 가능합니다.

동물의 영, 식물의 영에게 모좌를 정해주려면

위술○ 파견하여 각자 제좌諸座에 들게 하면 됩니다.

최선의 제도는
의로운 자 되어 계에 따라 명 제도를 행하는 것입니다.

나는 이것을 바탕으로 다음과 같이 답하였다.
"우리가 영혼제도를 한다는 것은 먼저 사망한 영에 대해 바르게 파악하고, 그가 이룬 공과에 따라 조건을 조달하여 사망한 영이 머물 '모좌'를 지정해서 이송해주는 것입니다. '명'이 있는 모든 것에는 '영'이 깃들어 있습니다. 동물도 식물도 그들을 주도하는 고유한 '영'이 있습니다. 하지만 동식물의 영들까지 하나하나 제도하려면 끝이 없으며, 꼭 그럴 필요도 없습니다. 필요할 때는 영들을 보호하는 위술○을 파견해 각각이 가야할 좌를 정하여 명命하면 됩니다.

영혼제도에 있어서 누군가 영들을 제도해줄 수 있다 하더라도 모든 영들에 대해 그렇게 하지는 않습니다. 여기에도 인과가 있으며 도리가 있기 때문입니다.

의로운 자는 우주의 근본도리이며 공존의 질서인 계를 바르게 이해하고, 계에 따라서 명을 잘 다스림으로써 세상을 정화하고 세상을 밝히는 자라고 생각합니다. 참으로 세상을 사랑하고 영들을 바르게 제도하는 자는 스스로 '바른 표'가 되어 우주도리를 밝히고 바른 길을 제시해 자신은 물론 각자의 영들을 우주진화에 동참시키는 자입니다. 이것이 바로 진정한 영혼제도입니다."

결혼과 성性제도

우리가 살아가면서 절대로 간과해서 안 되는 것이 성性이다.

세상 만물은 각기 고유한 성 즉, 성질을 가지고 있다. 인간은 남성과 여성이라는 성을 지니고 있다. 결혼은 서로 다른 두 성이 만나는 것이며, 나아가 환경이나 조건 등에 의해 형성된 독특한 개성이 만나는 것이기도 하다.

이상적인 결혼은 서로의 영혼을 밝혀주는 영혼의 결합이다. 그래서 '맺을 결結', '혼인할 혼婚'의 결혼結婚이다. 결혼은 금속의 합금과 같다. 구리와 주석이 적당한 비율로 만나면 청동이 되어 서로의 부족한 부분을 보완하고 대단히 유익한 금속으로 유용하게 쓰이지만, 서로의 성을 모르고 잘못 섞어놓으면 오히려 서로를 상하게 한다. 요즘 이혼이 급증하는 것은 세태의 탓도 있겠지만 서로가 상대의 성을 제대로 이해하고 수용하지 못하기 때문이다.

서로의 성이 화합할 것인지 불화할 것인지는 氣로써 점검해 보면 바로 알 수 있다. 이때 부조화의 기운이 점검될 경우 신혼여행 코스를 통해 조정해주는 방법이 있다. 즉, 서로의 성이 만나 탈이 되는 기운을 지정된 장소에서 해소, 중화시키고 부족한 기운을 보조하게 하여 각자의 성을 다스리는 것이다.

이러한 '성 제도'를 위한 신혼여행 코스 지정이나 氣운영 방법은 각각 다르다. 그것은 각자마다 성이 다르며, 성의 만남으로 생기는 결과도 모두 다르기 때문이다.

이렇듯 성 제도는 각자의 성과 氣작용에 대한 깊은 이해를 바탕으로

氣를 조종해 두 사람의 결합을 좀 더 온전한 관계로 만드는 것이다.

이외에도 서로의 인연을 조정한 예, 개인이나 사업체의 운기運氣를 조정한 예, 그리고 각종 병이나 탈을 처리한 몸氣조정의 예 등 수없이 많다. 하지만 여기에서 모두 소개 할 수 없어 몇 가지만 예를 들었다.

영적 진화의 길

나는 오늘도 조심스럽게
○을 두드린다.
두드릴 때마다 깨어나는
○의 세계는
너무도 신비롭다.

7

영적 진화의 길

　수행한 지 어언 20여 년이 넘었다. 그런데도 아직 온전히 이루었다고 장담할 수 없는 것은 ○의 세계가 너무도 깊고 오묘하기 때문이다. ○을 들여다보면서 보석을 캐내듯 끊임없이 캐고 또 캐내보지만 도무지 끝이 없으며 오히려 캐낼수록 더욱 깊고 오묘하기만 하다.

　○의 세계는 우리의 유한한 의식이나 지식, 경험으로는 도저히 닿지 않는다. 그것은 우리의 사고 저 너머에서 일어나고 있는 우주적 본성이며 자성이기 때문이다. 세상 모든 것은 ○으로부터 비롯되었으며, 세상 그 어느 것도 ○을 떠나서는 존재할 수 없고, 모든 것을 다 합한다 해도 ○ 이상이 되지 않는다.

　나는 오늘도 조심스럽게 ○을 두드린다. 두드릴 때마다 깨어나는 ○의 세계는 너무도 신비롭다.

　○은 무한하고 영원하다. ○에 끝이 있다면 영원하지도 무한하지도 않을 것이며, 인간은 더 이상 영원을 향해 나아갈 수도 없다. 또한 우리 인간이 영원을 향해 나아갈 수 없다면 그 이상의 잔인함은 없을 것

이다. 하지만 ○은 무한하고 영원하다. 그래서 캐고 캐고 또 캐도 끝이 없으므로 영원을 향해 계속 나아갈 수 있는 것이다.

　스승님께서는 우주의 근원인 '○'에 대해 다음과 같이 말씀하셨다.
"우주의 삼라만상이 무엇으로부터 비롯되었을까요? 이는 모든 시대를 두고 해결되지 않았던 화두입니다. 나는 우주궁극의 본질이며 근원을 '○'이라고 봅니다. ○은 우리가 흔히 말하는 영혼이 아니라, 우주를 이루는 가장 기본 소素를 말합니다. 우주에 존재하는 모든 것은 우주소宇宙素인 ○의 이합집산離合集散에 의해 생성되고 성장하고 소멸해가기 때문에 나는 이를 '유○론'이라고 합니다. 나는 우주가 자신의 수수께끼를 여기저기에 숨겨두었음을 자각했고, '유○론적 각성법'을 바탕으로 현실에서 그 접점을 찾고 확인했습니다."
　일반적으로 ○을 사상적, 의미적으로만 이해하지만 스승님께서는 ○이 초월적 존재임과 동시에 실재하면서 모든 사상과 사물의 운행에 직접적으로 관여하는 실체라는 것을 밝히셨다. 또한 스승님께서는 ○을 단순히 의미의 세계에만 머물게 하지 않으시고, 세상에 실재하면서 우주만물을 제도할 수 있는 차원으로 올려놓으셨다. 즉, 우주의 실체인 ○을 파견하거나 초대해 보조할 수 있게 함으로써 영적 발전의 원동력으로 쓸 수 있게 하신 것이다. 이렇게 ○을 쓸 수 있게 됨으로써 우리 인류는 비로소 제3의 인류로 도약할 바탕을 갖게 되었다. 이것이 내가 스승님을 진심으로 존경하고 평생을 모셔왔던 가장 큰 이유 중의 하나이다.

스승님께서 지도해주신 '○파견'과 '○초대'는 우주궁극의 실체인 ○을 파견하거나 초대하는 것으로서 인류 역사상 유례가 없는 독특한 개념이며 초유의 수도법이다.

영적 진화를 이루고 깨달음에 이르는 것은 자신의 본영이다. 하지만 본영 스스로 우주지성을 깨달아가는 것은 한계가 있다. 때문에 우주궁극의 실체인 ○을 파견해 우주적 운동에 동참하게 함으로써 근원과 통하게 하는 것이다.

우주적 지성인 지도○을 파견해서 그의 지도와 주도로써 영적 진화를 이루어내도록 하는 것이다. 이는 인간의 보편적 의식 차원을 넘어선 우주근원으로부터 우주적 지성을 받아들이는 것이며, 영적 대 혁명을 이루는 가장 지름길인 것이다.

지도○파견은 영적 파동에 좌표를 정해주고, 그리로 안내하는 것이다. 아무리 우주적 파동에 동참하고 있어도 도달할 목표가 없다면 그저 강물에 흔들리는 낙엽과 같다.

그런데 ○을 파견하거나 ○을 초대하는 데는 조건이 필요하다. 누구나 원한다고 ○파견이나 ○초대가 되지 않는다. 조건을 통하지 않고 이루어질 수 없다. 좋은 조건은 좋은 바탕이 되며, 조건은 바른 조종에 의해 실현된다. ○이 물질화 되고 물질이 ○이 되기 위해서는 반드시 조건이 필요하다. 아인슈타인은 '$E=mc^2$'이라는 공식을 통해 에너지(E)와 물질(M)의 등가성을 밝혔다. 그런데 물질이 에너지와 같아지려면 빛에 관한 상대론적 조건이 필요하다. 빛이 광속의 제곱에 해당하는 속도로 이동해야만 가능한 것이다.

불교에서 말하는 '공즉시색空卽是色 색즉시공色卽是空' 역시 '공'이 '색'이 되고 '색'이 '공'이 되기 위해서는 공과 색이 진실로 같다는 것을 깨달아야 하며, 실제로 자신이 그렇게 되지 않으면 그저 머리로 아는 것밖에 되지 않는다.

단군신화에서 보면 인간이 되고 싶은 곰과 호랑이가 환웅을 찾아가서 자신들도 인간이 되게 해달라고 간청한다. 이에 환웅은 그들에게 마늘과 쑥을 가지고 동굴로 들어가서 100일 동안 지성으로 기도를 드리라고 한다. 곰과 호랑이는 이 조건을 기꺼이 받아들이고 마늘과 쑥을 가지고 동굴로 들어가서 기도를 시작한다. 그런데 성품이 급한 호랑이는 고통을 참지 못해 포기하고 동굴을 뛰쳐나간다. 하지만 인내심이 강한 곰은 참고 견디면서 기도를 계속한다. 환웅은 이에 감동해 처음 약속한 100일이 아닌 삼칠일 만에 인간이 되게 해주었다. 단군신화에서 우리는 매우 중요한 의미들을 찾아볼 수 있다. 먼저, 곰과 호랑이가 인간이 되고자 스스로 환웅을 찾아갔다는 것이다. 환웅이 그들을 강제로 끌어다가 마늘과 쑥을 주고 동굴에 가둔 것이 아니라, 인간이 되고자 열망하는 곰과 호랑이가 스스로 찾아왔다는 것이다. 아무리 좋은 것이라도 스스로 원하지 않는 것을 강제로 시키면 개인의 소중한 자유를 억압하게 된다. 설혹 그것이 그를 대단한 위치에 올려놓는 것이라 할지라도 결코 옳은 일이라 할 수 없다.

그리고 환웅은 곰과 호랑이를 그 자리에서 바로 인간으로 바꾸어 주지 않고 다만 인간이 될 수 있는 조건을 주었다는 것이다. 우주○초대에 있어서도 우주○을 바로 파견해주는 것이 아니라 우주○을 받아들일 수 있는 조건을 제시한다. 소를 물가로 인도할 수는 있어도 물을 먹는 것은 소가 스스로 해야 할 몫이기 때문이다.

세상에는 수많은 수도법이 있다. 기도를 통하는 길, 명상이나 참선을 통하는 길, 주문을 외우는 길, 이 외에도 수많은 방법이 있으나 대체적으로 관념이나 환상에 빠져서 근원의 세계를 바로 보지 못하기 십상이다. 이에 비해 우주근원의 작용력인 우주氣를 직접 타며 동작과 회로제도, 氣운영과 비품운영 등을 통해 체험, 체득해가는 우리의 수도법은 초과학적이고 초종교적인 수도법으로 지금까지 제시된 그 어느 수도법보다도 앞선 것이라 자신한다.

나는 나의 연구가 ○의 세계를 궁구하는 분들에게 근원에 대한 이해를 돕고, 氣를 운영하고 조달하며 조정, 조종하는 능력을 갖게 하는 데 일조하기를 바라는 마음으로 이 길을 가고 있다. 그것이 내가 이루어야 할 과제이며 세상에 대한 책임이라고 생각하기 때문이다.

후기 | 참으로 '하나'되어

2007년 7월 17일, 모처럼 시간을 내어 영주 부석사와 안동 하회마을을 들러 강원도 삼척을 다녀왔다. 특별히 시간을 낸 이유는 내게 공부를 지도받고 있는 이태○님이 자신의 별장으로 초대했기 때문이다.

지기답사를 겸한 이번 여행에는 내가 소중하게 생각하는 분들이 함께했다.

젊은 나이에 수도자의 길로 뛰어들어 생명장 센터의 운영과 지도를 담당하고 있는 유귀선, 유정○, 김주○ 그리고 경남 고성에서 수도장을 열어 공부지도를 하고 있는 이충만 법사 부부와 광주에서 교직을 맡고 있으면서 지기 문화답사에 남다른 관심과 열정을 가지고 있는 김경만님 등이 함께했다.

이태○님은 서울에서 상당한 규모의 사업을 하는 분이다.
하지만 사업이란 것이 늘 평탄하지만은 않아서 한때는 사업 실패로 인해 죽음을 결심한 적도 있었다고 했다. 끈질긴 노력으로 다시 사업을 일으켰지만 세상사의 무의미함을 통감했다고 한다. 현재는 남은 인생을 수도에 전념하기로 결심하고 강원도 삼척 깊은 계곡에서 땅을 일구면서 밤낮없이 수도에 열중하고 있다. 그곳은 인적이 없는 아주 깊고 깊은 산속에 자리하고 있었다.

그날 저녁에 우리는 감자와 옥수수를 먹으면서 법담을 나누었다. 그러던 중에 문득 이태○님이 말했다.

"선생님, 이곳은 별이 참 아름다운데 선생님께서 못 보고 가시는 것이 참 아쉽습니다. 정말 너무너무 아름다운데……"

그 마음이 전해져 와서 나는 이렇게 말했다.

"그래요? 그럼 별을 꺼내면 되지요. 자, 나가서 한번 꺼내보세요."

내가 마치 주머니 속의 물건을 꺼내보라는 듯 너무 쉽게 말하자 이태○님은 도저히 이해가 되지 않는 표정이었다.

"아니, 지금 밖에는 구름이 꽉 껴서 금방 비가 올 것 같은데 어떻게 별을 봅니까?"

믿기지 않는다는 듯이 서 있는 그의 손을 잡고 함께 했던 일행이 밖으로 나갔다. 그리고 잠시 후, 같이 나갔던 김주○군이 방안으로 돌아왔다.

"저희들이 氣운영을 했는데 구름을 뚫고 뿌옇게 별이 보이기는 합니다만 너무 희미합니다. 선생님께서 좀 도와주셨으면 좋겠습니다."

함께 밖으로 나가니 싸한 밤공기가 상쾌하게 가슴으로 밀려들었다. 하늘을 보니 구름 사이로 별들이 얼굴을 보일 듯 말듯 했다. 내가 함께 마음을 보태자 곧 하늘이 맑게 개이고 별이 쏟아질듯 나타났다.

모두들 환호성을 지르며 좋아했다. 순간, 나는 지금 일어나고 있는 것이 결코 우연한 현상이 아니라는 사실을 확실히 알려 줄 필요가 있다는 생각이 들었다. 그래서 말했다.
"자, 이번에는 하늘을 닫아보도록 하세요."
내 생각을 알아차린 일행은 다시 氣를 운영하기 시작했다.
그러자 잠시 후, 하늘은 거짓말처럼 다시 칠흑같이 어두워졌다.
그러자 이태○님이 탄식했다.
"아이고, 선생님 보기 좋은데, 왜 닫으셨습니까?"
"그래요? 그럼 다시 열면 되죠. 자, 그럼 다시 열어보세요."
하지만 10여 분이 지나서도 하늘은 열릴 기미조차 보이지 않았다.
그것은 마음으로 통하지 않고 염력을 발휘해 무리하게 氣를 운영하고 있었기 때문이었다. 나는 말했다.
"자, 생각으로 억지로 열려고 하지 말고 순수한 마음으로 하늘과 통하도록 하세요."
그러자 잠시 후 다시 하늘이 열렸다. 앞서 보았던 것보다 더욱 밝고 빛나는 별들이 온통 하늘을 수놓았다. 언제 이토록 빛나는 별들과 은하수를 보았을까 싶을 정도로 찬란한 밤하늘이었다. 우리는 별꽃놀이를 즐기기 시작했다.
어떤 분은 큰 바위 위에 눕고, 어떤 분은 자갈이 깔린 마당에 누워서 밤하늘의 별빛 속으로 흠뻑 빠져들었다. 나이 육십이 넘은 이태○님도 어린아이처럼 기뻐하면서 어쩔 줄을 몰라 했다.
"선생님, 이거 우리가 한 것 맞죠? 우리가 한 것이 틀림없죠?"

"이제는 닫지 마시지요. 별 구경 실컷 하게."

그러는 사이 하늘을 가로지르며 유성이 떨어지기 시작했다.

찬란한 우주쇼가 시작된 듯 했다. 들뜬 마음으로 우주쇼를 즐기던 우리는 방으로 들어와서 법담을 나누었다.

나는 자칫 이런 현상에만 마음을 빼앗길까 노파심이 들어 氣운영에 대해 다음과 같이 말했다.

"우리는 지난 여름 진주성의 지기답사 때도 그곳의 기맥에서 氣를 운영해 하늘을 열고 별을 보았습니다. 그리고 오늘도 우리 뜻대로 하늘을 열고 닫으면서 우주쇼를 감상했습니다. 그런데 여기에서 우리가 명심해야 할 것이 있습니다. 누군가 남다른 능력을 가지고 있다면 그 사람에게는 반드시 책임이 따른다는 것입니다. 그리고 힘은 쓰지 않아야 할 때 마구 써도 안 되고, 반드시 써야 할 때 쓰지 않는 것도 옳지 않습니다. 힘을 써야 할 때 쓰되 우주도리에 맞게 써야만 합니다.

돌이켜보니 제가 스승님을 처음 만나 뵈었을 때가 생각납니다. 그때 제가 쏟아지는 비를 피하려고 스승님께 우산을 펼쳐서 받쳐드리자 스승님께서는 이렇게 말씀하셨습니다.

"왜 하늘을 가리려고 합니까? 우산을 접으세요. 내 마음이 하늘과 통하면 하늘도 내 뜻을 따라줍니다."

그렇게 말씀하시고 氣를 운영하시자 이내 쏟아지던 빗줄기가 거짓말처럼 끊어졌습니다."

나는 내가 직접 체험한 공부와 氣운영에 관한 여러 사례들을 얘기해주었고, 중국에서의 경험담도 얘기해 주었다.

"1997년, 중국 무이산 수련 중에 저의 공부를 점검하시던 스승님께서는 다음과 같은 기술말씀을 주시며 말씀하셨습니다.

"무견은 주계 심중에 있으며, 세상 터에서는 수도를 전담하시어 별도로 골라내는 일을 하게 됩니다." 이렇게 말씀하시고는 이것이 바로 제가 이 세상에서 해야 할 사명이요, 과업이라고 하셨습니다. 나는 그 말씀을 마음에 깊이 새기고, 그 말씀을 실천하기 위해 최선을 다하고자 합니다."

그날, 나는 밤이 깊어가는 줄 모르고 수행 중에 있었던 경험을 얘기해 주었다.

그로부터 10여년이 지난 지금, 나는 늘 나와 '하나'되어 계신 스승님의 숨결을 느끼며 살아가고 있다. 나 자신이 여러모로 부족한 점이 너무도 많은 사람이라는 사실을 잘 알고 있지만, 스승님께서 일러주시고, 나 스스로 알아차린 내 존재의 의미를 마음 깊이 새기면서 스승님의 뒤를 따르고 있다.

각각의 나는 작고 보잘것없다. 하지만 '너'와 '내'가 어울려 '우리'가 되고, '나'가 깨어나 진실로 '하나'가 될 때, 우리는 위대해질 수 있다고 생각한다. 너와 나를 경계 짓고 우위를 주장하는 '나'를 넘어서 우주만물과 통하고 있는 '하나'를 발견할 때, 우리는 제한된 유한성 속에서 무한성과 영원성을 회복하게 될 것이다. 그리하여 참으로 '하나'되어 참 사랑하며 살게 될 것이다.

나와 뜻을 함께하며 같은 길을 가고 있는 많은 분들의 분에 넘치는 사랑에 깊이 감사드린다. 작은 불이라도 나누면 나눌수록 더 밝아진다. 내가 깨어나고 내 이웃이 깨어나서 더욱 밝고 맑고 아름다운 세상을 만들어가는 데 힘을 모으기를 두 손 모아 기원한다.

부록 | 氣를 직접 체험하세요

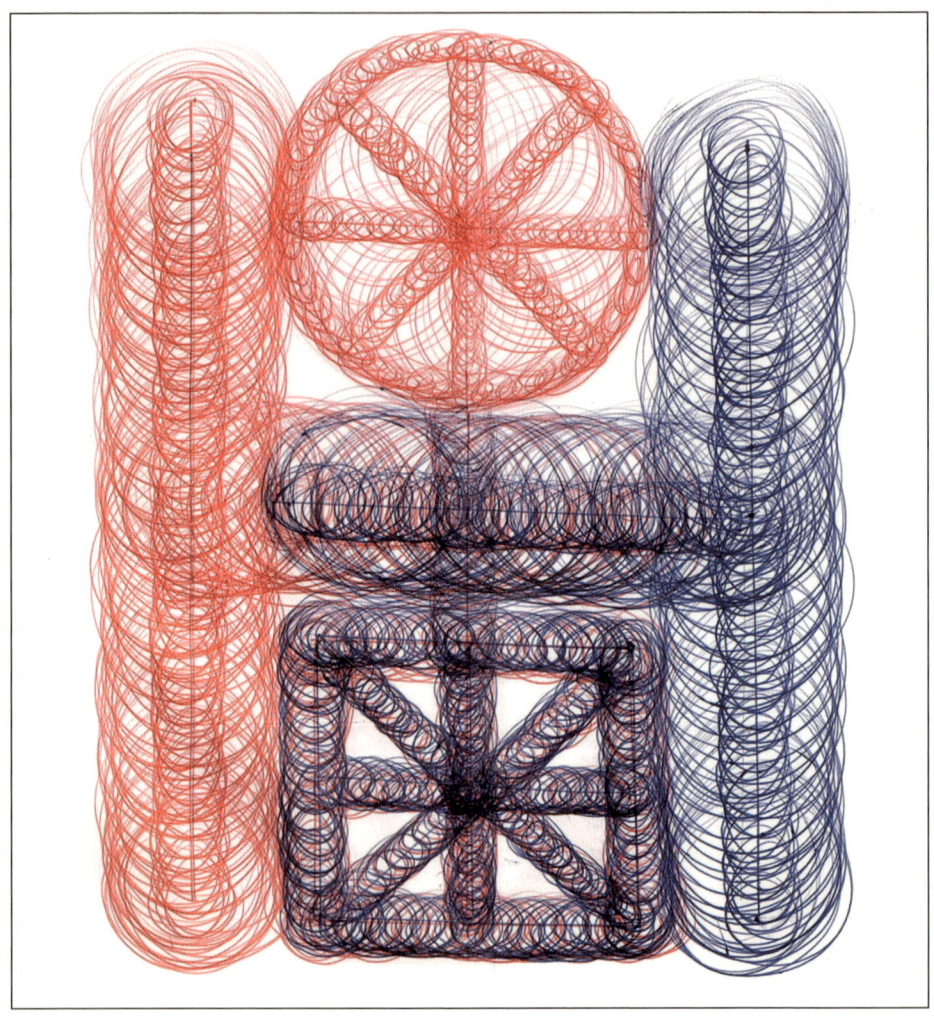

기태연결제도

■ 기태연결제도

이 제도는 氣를 연결하여 내재되어 있는 생명력을 깨워내는 제도입니다.

■ 방법

몸과 마음의 긴장을 풀고 자세를 바르게 하여 제도 위 10~20㎝ 정도 높이에 양손을 가볍게 들고 불을 쬐듯이 하여 집중하십시오. 그러면 제도로부터 따뜻한 열감과 전류감이 느껴지면서 손이 서서히 움직이게 됩니다. 자연스럽게 마무리 될 때까지 계속하시면 됩니다.

無見의 '참'을 찾는 수행기
해인의 진실

초판 1쇄발행 · 2007년 10월 20일
개정판 출판일 · 2018년 4월 16일
지은이 · 무견 김상국
편집인 · **펴낸곳** · 여의 출판사
주소 · 서울시 서초구 서초동 1658-17 우정빌딩 3층
전자우편 · kj06101205@naver.com
카페 · 네이버에서 "여의명상센터"를 검색하세요
전화 · (02)588-7456
ⓒ 여의 2018

책값은 뒤표지에 있습니다.
파본은 구입하신 서점에서 교환해 드립니다.
이 책은 저작권법에 의하여 보호를 받는 저작물이므로 무단 전제와 복제를 금합니다.